못말리는 호기심, 솔직한 대답

부모가 직접 해 주는 성교육

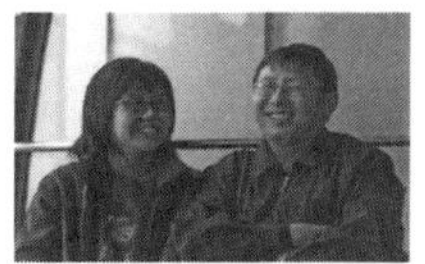

못말리는 호기심, 솔직한 대답

초판 1쇄 찍은 날 · 2013년 4월 15일 | 초판 1쇄 펴낸 날 · 2013년 4월 20일

지은이 · 조시와 도티 맥도웰 | 옮긴이 · 최유신 | 펴낸이 · 김승태
등록번호 · 제2-1349호(1992. 3. 31) | 펴낸 곳 · 예영커뮤니케이션
주소 · (136-825) 서울시 성북구 성북1동 179-56 | 홈페이지 www.jeyoung.com
출판사업부 · T. (02)766-8931 F. (02)766-8934 e-mail: jeyoungedit@chol.com
출판유통사업부 · T. (02)766-7912 F. (02)766-8934 e-mail: jeyoung@chol.com

ISBN 978-89-8350-836-6 (03230)

Copyright © 2013 예영커뮤니케이션

값 13,000원

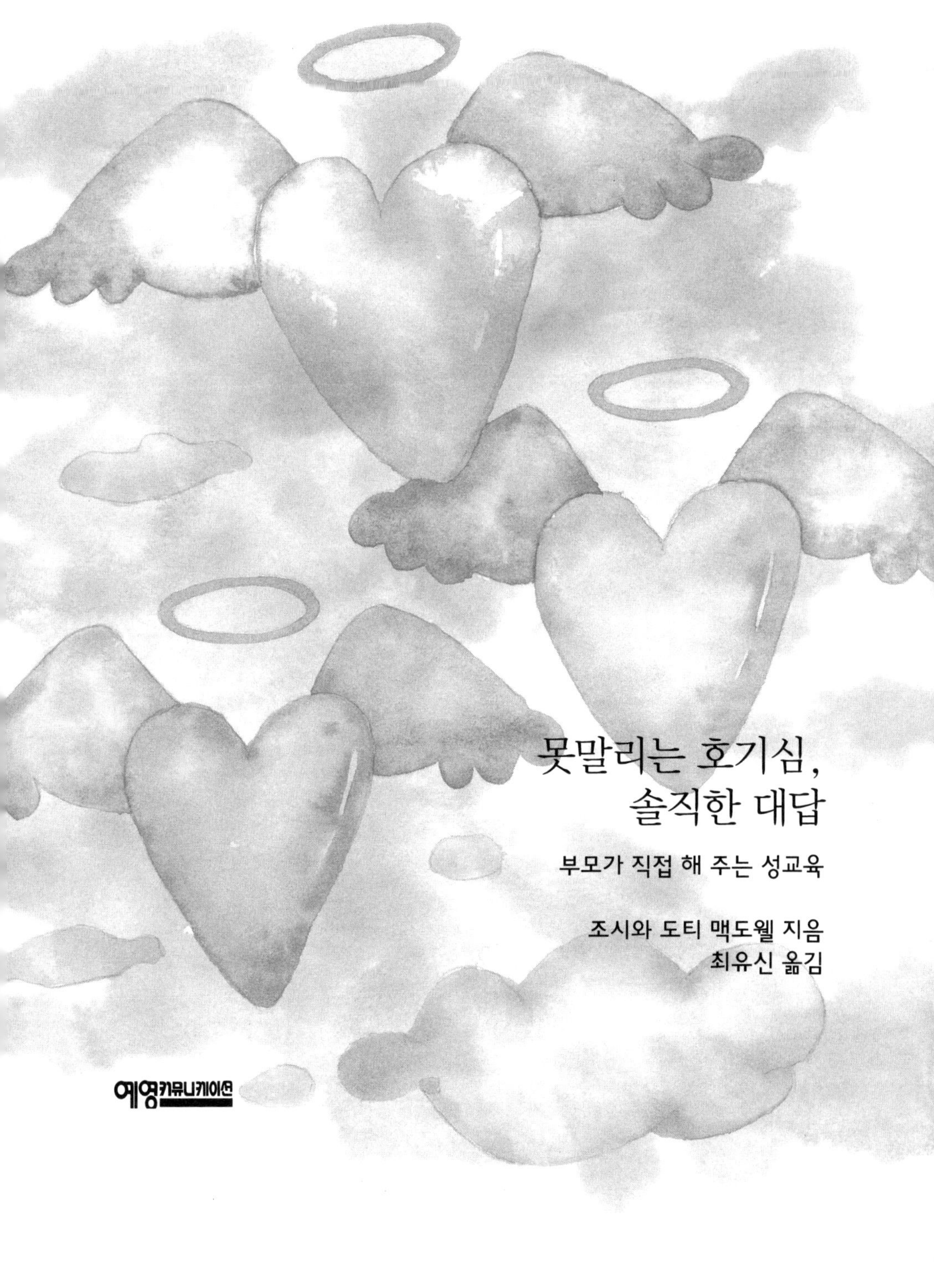

못말리는 호기심, 솔직한 대답

부모가 직접 해 주는 성교육

조시와 도티 맥도웰 지음
최유신 옮김

예영카뮤니케이션

국립중앙도서관 출판시도서목록(CIP)

못말리는 호기심, 솔직한 대답 / 지은이: 조시 맥도웰, 도티 맥도웰 ; 옮긴이: 최
유신. -- 서울 : 예영커뮤니케이션, 2013
   p. ;   cm

원표제: Straight talk with your kids about sex
원저자명: Josh McDowell, Dottie McDowell
영어 원작을 한국어로 번역
ISBN 978-89-8350-838-6 03230 : ₩13,000

성교육[性敎育]

598.55-KDC5
649.65-DDC21   CIP2013003480

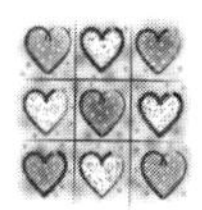

자녀양육 전 과정을 통해서
섹스에 대한 하나님의 목적에 관해
마음을 열고 자주 자신의 자녀들과
사랑스러운 대화를 나누고자 하는
용기와 확신을 가진
부모들에게

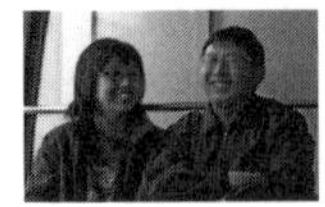

차례

조시 맥도웰 미니스트리 소개   _ 254

주   _ 256

각 장에서 보다 더 많은 조사나 문서, 비평적 통찰 등을 위해서는 www.josh.

org/straighttalk를 방문하십시오.

클릭 한 번이면

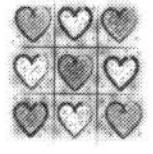

섹스. 어떤 사람들에게는 추잡한 말로 들리겠지만, 어떤 사람들에게는 아름다운 말로 들릴 수도 있습니다. 또 어떤 사람들에게는 도발적으로 들려서, 뭔가 언급하기 꺼림칙한 단어일 수도 있습니다. 당신에게 어떻게 들리든지, 섹스는 민감하지만 대단히 중요한 주제입니다. 부모들이나 젊은이들을 위해 일하는 지도자들처럼 섹스를 신비로우면서도 잘못 사용되어서는 안 되는 강력한 힘이라고 믿는 사람들에게, 젊은이들 사이에 통용되는 섹스-성적 행동-에 대한 생각들은 많은 걱정을 안겨 주는 짐이 아닐 수 없습니다.

만일 어떤 낯선 사람이 매일 당신 자녀의 방에 몰래 숨어 들어온다면 얼마나 걱정이 되겠습니까? 만약 이 침입자가 당신의 자녀에게 섹스에 관해 왜곡되고 변태적인 개념들을 체계적으로 가르치고 있었다면 어떻겠습니까? 그리고 당신의 자녀가 받아 온 이 "성교육"이 그들을 부도덕한 섹스의 길로 인도했다면 어떻겠습니까? 의심할 여지없이 당신은 자녀들의 생각과 마음이 이 무시무시한 침입자에 의해 유린되었다는 사실에 치가 떨리고 격노할 것입니다.

하지만 이 위험에 대한 설명을 계속하기 전에 이 말을 해 봅시다. 우리 부부(조시와 도티)는 네 명의 자녀를 길러온 부모로서, 당신이 경고음을 들어야 할 이유가 있음에도 불구하고, 단지 경종만 울리려는 것이 아닙니다. 당신의 자녀들이 직면하고 있는 문제에 대응할 수 있는 확실한 전략으로 당신을 무장시키고 싶습니다. 더 나아가서 우리가 하고자 하는 것의 중심에는 당신의 자녀들을 섹스에 대한 건전한 이해로 양육할 수 있는 효과적인 도구를 제공하고자 하는 의도가 있습니다.

어쨌든 섹스는 대단합니다. 기묘합니다. 너무 놀라워서 말로써는 다 표현할 수가 없는데, 그 까닭은 하나님께서 그렇게 만드셨기 때문입니다. 당신은 자녀들이 자신들의 성에 대한 하나님의 계획을 이해하고 받아들여 하나님께서 즐기도록 하신 대로 섹스를 즐겁게 누릴 수 있는 사람으로 성장하기를 원한다는 것은 의심할 여지가 없습니다. 또한 만약 부도덕한 침입자가 당신의 자녀들로 하여금 하나님의 놀라운 선물을 잘못 사용하게 한다면, 당신은 매우 화가 나고 마음이 상할 것입니다.

연구결과는 크리스천 부모들과 지도자들 사이의 첫 번째 두려움은 세속적인 세계관과 성적 부도덕이 아이들의 마음과 생각을 사로잡게 되는 것임을 보여 줍니다. 우리도 우리 자녀들에 대해 같은 두려움을 분명히 가지고 있습니다. 그 두려움을 다루기 위해 많은 부모들이 더 많은 기독교 학교를 열고 발전시키는 일을 도와 왔습니다. 또 자녀들을 위한 홈스쿨 네트워크를 형성하는 데 어느 때보다도 더 힘써 왔습니다. 많은 부모들이 자녀들을 크리스천 여름 캠프에 보냈습니다. 많은 가정들이 전례 없이 많은 수의 최고 수준의 청소년 프로그램을 제공하는 대형교회에 출석하기 시작했습니다. 이 부모들의 기대는 자녀들의 삶에 미치는 파괴적인 문화의 부정적인 영향에 대응하는 것입니다.

그러나 이러한 긍정적인 움직임들은 사실상 많은 부모들과 교육자들로 하여금 틈을 보이게 하기도 했습니다. 자녀들이 기독교 가정 안에서 생활하고, 좋은 교회에 출석하며, 순수한 기독교 교육을 받고, 감시되는 활동에 참여한다면, 타락한 문화의 영향으로부터 상당히 단절되어 있을 것으로 보는 것이 당연합니다.

어쨌든 우리 아이들이 10년 전의 아이들에 비해 파괴적인 문화의 영향에 훨씬 더 많이 노출되어 있는 것은 사실입니다. 그것은 우리가 바로 지금 일어나고 있는 소셜 미디어 혁명의 한 가운데 위치하고 있어서 온갖 타락하고 왜곡된 도덕관념들이 어느 시대보다도 어릴 때부터 우리 아이들에게 우리 가정의 사적인 공간이나 아이들의 침실에까지 직접적으로 접속되기 때문입니다. 앞에서 이야기한 침입자는 바로 이놈입니다.

소셜 미디어 혁명

　지난 세대에 있어서 문화는 라디오나 텔레비전, 비디오, 잡지와 같은 다양한 매체들을 통해서 그 영향을 미쳤습니다. 당시에는 부모들이 자녀가 무엇을 보거나 듣는지, 무엇을 읽는지만 감시하면 그 파괴적인 문화의 부정적인 영향으로부터 아이들을 격리시킬 수 있다는 어느 정도의 확신을 가질 수 있었습니다. 그러나 오늘날의 소셜 미디어의 혁명은 모든 것을 뒤바꾸어 버렸습니다. 오늘날 문화는 불과 십여 년 전만 해도 존재하지 않았던 채널을 통해 당신의 자녀에게 침입하고 있습니다. 예를 들어 지난 2000년에 비해 미디어 환경이 어떻게 변화되었는지 살펴봅시다. (미국의 일반 대중을 중심으로)

2000년	2010 ~2011년
일주일간 일인당 평균 접속시간 2.7시간	일주일간 일인당 평균 접속시간 18시간
구글 하루 검색자 수 1억 명	구글 하루 검색자 수 20억 명
하루에 전송되는 이메일 120억 회	하루에 전송되는 이메일 2,470억 회
활동적인 블로그 12,000개	활동적인 블로그 1억 4천 1백만 개
아이튠즈 다운로드 없음	아이튠즈 다운로드 100억 회[1]
트위터 사용 없음	트위터 사용 250억 회[2]
유튜브 조회 없음	하루 유튜브 조회 40억 회[3]
분당 유튜브 업로드 없음	분당 유튜브 업로드 60시간[4]
페이스북 사용자 없음	페이스북 적극적인 사용자 8억4천5백만 명[5]
위키피디아 기사 없음	위키피디아 기사 2천만 개

　　2010년 한 해에만 페이스북에 새로 가입한 사람의 수가 2천5백만 명이 넘으며, 매달 공유되는 내용이 300억 개에 이릅니다.[6] 페이스북을 한 나라로 친다면, 세계에서 세 번째로 많은 인구를 가진 나라가 될 것입니다.

　　페이스북 사용자 중 대략 2천만 명 정도가 미성년자로 추산됩니다. 그들 가운데 7백5십만 명 정도가 13세 이하이며, 5백만 명 정도는 10세 이하로 추산됩니다.[7] 머지않아 페이스북 사용자는 전체 소셜 네트워크 사용자의 90%, 미국의 인터넷 사용자의 57.1%에 이를 것으로 추산됩니다. 2013년까지는 미국 인터넷 사용자의 62%, 미국 전체 인구의 절반 정도가 페이스북을 사용할 것으로 보입니다.[8]

　　동영상 콘텐츠 사용과 관련해서는, 인터넷 시장 조사가들은 미국의 12세 이하 어린이 5천만 명 가운데 약 25%에 해당하는 1천2백만 명 정도가 2011년에 인터넷에서 동영상을 관람한 것으로 추산합니다. 그 숫자는 2015년까지 70%로 수직상승할 것으로 추산됩니다.[9] 해리스 인터랙티브(Harris Interactive)에 의하면 2010년에 하루 한 시간 이상 인터넷에 접속한 12세 이하 어린이가 61%에서 76%로 증가했다고 합니다.[10]

　　아이들의 미디어 선택에서 인터넷은 텔레비전을 넘어섰습니다.[11] 미국 교육부의 한 연구결과는 4세에서 6세까지의 어린이들의 27%가 인터넷에 접속하고 있다는 것을 보여 줍니다.[12] 오늘날 유치원 아이들은 칠판이 아니라 아이패드를 통해 배우고 있습니다.

소셜 미디어 혁명은 10년 또는 20년 전에는 결코 상상할 수 없었던 긍정적인 방법으로 우리를 연결시키고 있습니다. 하지만 이 연결할 수 있는, 그리고 사람들로 하여금 당신의 자녀들에게 연결할 수 있게 하는 가능성이 당신을 곤란하게 만들 수 있습니다. 이 즉각적인 접속가능성에 이 문화가 당신의 자녀들에게 끼칠 수 있는 우려스러운 측면이 있습니다.

침투력이 강한 부도덕성

부모와 기독교 지도자로서, 우리는 젊은이들이 성경적인 성 도덕관을 받아들이기를 바랍니다. 우리는 그들이 하나님께서 계획하신 대로 결혼이라는 상황 속에서 섹스를 향유하기를 바랍니다. 그리고 10년이나 15년 전에는 우리가 부모로서, 목회자로서, 또는 기독교교육자로서 젊은이들이 무엇을 보고 듣는지를 통해서 그들의 성도덕관이 어떻게 형성되는지 판단할 수가 있었습니다. 우리는 이렇게 말할 수 있었습니다. "우리는 집에서 그런 TV 프로그램은 보지 않고, 그런 책도 읽지 않아요." 우리 아이들을 해로운 영향으로부터 격리시킬 수 있는 확실한 통제수단들이 있었습니다. 우리 아이들이 이웃이나 친구의 집을 방문하려고 할 때, 우리는 그 대상을 같은 신념을 가진 사람들로 제한하려고 했습니다.

그러나 오늘날 우리는 전반적으로 그 통제수단들을 잃어버렸습니다. 그 까닭은 바로 클릭 한 번이면 우리 아이들이 이 비뚤어진 도덕성에 접속되기 때문입니다. 스마트폰이나 아이패드, 혹은 노트북컴퓨터에서 단 한 번의 손놀림으로 당신의 자녀는 당신이 상상할 수 있는 최악의 포르노물이나 음란 시각 콘텐츠를 열어 볼 수 있습니다. 불과 십여 년 전만 해도 포르노 잡지는 상점의 카운터 뒤편에 종이 백에 들어 있는 상태로 판매되었습니다. 성인들도 대부분 그런 잡지를 가게에서 사 들고 나오는 것이 남의 눈에 띄는 것을 싫어했습니다. 오늘날 음란물은 당신의 자녀들과 십대 청소년들을 포함하여 어느 누구나 쉽게 접할 수 있습니다.

부도덕한 음란물은 대다수는 아닐지 몰라도 우리 자녀들 중 많은 수에 노출되어 있습니다. 가족안전미디어(Family Safe Media)의 조사에 의하면, 아이들이 최초로 음란물에 노출되는 평균 연령은 아홉 살이라고 합니다.[13] 그리고 음란물을 다루는 사이트의 수도 굉장합니다. 오늘날 포르노 사이트의 수는 5백만 개가 넘으며, 하루 검색 수는 6천8백만 회 이상에 달합니다.[14] 하루에 25억 회 이상의 포르노 이메일이 오가고 있습니다.[15]

2009년에 실시된 북미주 2만 9천 개 대학의 학생들을 대상으로 한 설문조사는 남학생의 51%, 여학생의 32%가 십대(만 13세)가 되기 전에 최초로 음란물을 접했다고 확인했습니다.[16] "청소년에 대한 인터넷 음란물 노출의 본질과 역학관계(The Nature and Dynamics of Internet

Pornography Exposure for Youth)"라는 제목의 잡지 기사는 남자의 93%, 여자의 62%가 18세 이전에 인터넷 음란물에 노출되었다고 보고합니다. 남자의 83%와 여자의 57%가 그룹섹스물을 본 적이 있습니다. 남자의 69%와 여자의 55%가 동성애물을 본 적이 있습니다. 남자의 39%와 여자의 23%가 가학적 변태 성관계물에 노출된 적이 있습니다.[17]《워싱턴포스트(*Washington Post*)》지에 인용된 연구결과에 의하면, 1천1백만 명 이상의 십대청소년들이 정기적으로 인터넷에서 포르노물을 본다고 합니다.[18] 가정문제 연구기관 포커스온더패밀리(Focus on the Family)의 한 설문조사 결과는 가정에서 포르노물이 문제가 된다고 응답한 비율이 47%에 이른다는 것을 밝혀냈습니다.[19] 이것은 많은 기독교 가정들이 응답한 설문조사였습니다.

이 문제에 대해 걱정하는 사람은 누구입니까?

수십 년 전의 상황과는 대조적으로, 대부분의 젊은이들이 포르노물을 보는 것을 거의 문제로 여기지 않습니다. 대체적으로, 연구결과들은 18세에서 26세 사이의 남자 중 67%와 여자 중 49%가 포르노물을 보는 것을 용인될 만한 행동으로 여긴다는 것을 보여 줍니다.[20]

물론 자녀를 걱정하는 부모로서 당신은 틀림없이 청소년 자녀들에게 그런 "음란 사이트"들을 멀리하라고 경계하리라고 믿습니다. 책임감 있고 주도면밀한 부모로서 당신은 컴퓨터에 필터링이나 감시 소프트웨어를 깔아 놓았을 것입니다.

하지만 당신의 자녀들이 친구의 집을 방문하여 휴대폰을 켰을 때 어떤 일이 벌어질까요? 당신 자녀의 친구들도 그 부모가 자기 집의 모든 전자기기에서 성적으로 노골적인 자료들을 차단시켜 놓았을까요? 문제는 성적으로 자극적이며 음란한 자료들은 사이버공간을 통해 어디에나 존재하고 있어서, 당신이 아무리 차단하려고 애를 써도 피하기가 매우 어렵다는 것입니다.

더욱이, 매달 15억 개 이상의 음란물이 개인간(Peer to Peer: P2P) 방식을 통해 오가고 있는데,[21] 그 대부분은 필터링 프로그램에 의해 추적되지 않습니다. (Peer to Peer는 인터넷에서 개개의 컴퓨터가 직접 연결되어 파일을 공유하는 방식이다.) 한편의 음란 동영상 전부가 부모의 감시망을 피해 아이에 의해 다운로드 될 수 있다는 것입니다.

오늘날 이용 가능한 성적으로 왜곡된 내용들이 엄청나게 많기 때문에, 이 심각하게 과도한 노출은 그 빈도가 많든지 적든지 상관없이 젊은이들을 둔감하게 만드는 경향이 있습니다. 섹스가 진정 무엇을 위한 것인지, 왜 경계선이 있어야 하는지, 그리고 어떻게 섹스가 결혼이라는 관계 속에서 친밀감과 기쁨을 가져다주는지 등에 대한 이해를 얻는 대신에, 젊은이들은 누구나 결과에 대해 생각할 필요 없이 성적으로 원하는 대로 하고 있다는 생각을 하게 됩니다. 이것이 사이버공간을 통해서 명백하게 주어지는 인상입니다.

대부분의 젊은이들이 성적으로 노골적인 자료들에 대해 너무 둔감해져서 그런 자극적인 섹스에 대해서 농담을 하거나 인터넷에 올리거나 문자를 주고받는 것을 아무런 문제로 여기지 않습니다. 당신은 십대청소년 열 명 중 네 명이 외설적인 메시지를 올리고 있다는 것을 알고 있습니까? 그리고 또 다른 십대 소년들의 39%와 십대 소녀들의 38%가 누군가가 보낸 외설적인 메시지나 이메일을 받은 적이 있다고 답했다는 사실을 알고 있습니까?[22]

의심할 여지없이, 우리 아이들과 그들의 동료들을 둘러싸고 있는 세계가 온통 혼전 섹스에 빠져 있습니다. 우리는 물론 모두가 그렇게 하고 있지는 않다는 것을 알고 있습니다. 하지만 우리 아이들의 인식은 그들의 현실이 됩니다. 아이들은 모두가 그렇게 하고 있다고 생각하고 있는데 비해, 많은 크리스천 부모들은 자기 아이들이 아무도 성적으로 문란하지 않을 것이라고 생각하고 있다는 것은 참 아이러니입니다. 이런 모순된 시각은 보편화되어 있습니다.

최근에 나는 한 선교기관의 스태프 컨퍼런스에서 "발가벗은 진실: 섹스와 사랑과 관계에 관한 진실(The Bare Facts: The Truth About Sex, Love, and Relationship)"이라는 제목으로 두 시간짜리 세미나를 했습니다. 한 오후 프로그램에 1,800명이 자녀들과 함께 참석했습니다. 그 후 3일 동안에 열 명의 다른 스태프들이 내게 와서 자기 자녀들 중 한 명

(모두 14세 이하였다.)이 인터넷에서 음란물에 중독되어 있다고 고백했다고 털어놓았습니다. 부모들 모두가 한결같이 놀라움을 표하면서 짐작도 하지 못했다고 했습니다.

최근의 한 목회자 컨퍼런스에서 나는 같은 주제로 강연을 했는데, 강의가 끝난 후 다섯 명의 목회자가 찾아와서 그들의 이야기를 들려 주었습니다.

- 목회자 1: "나의 두 아들(14세와 18세)이 인터넷 음란물 때문에 몸부림치고 있다는 것을 알게 되었습니다." 그러면서 그 자신도 11년간 포르노에 중독된 일이 있었다는 사실을 고백했습니다.

- 목회자 2: "나는 열일곱 살 된 내 아들이 여자 친구를 임신시켰다는 것과, 열다섯 살 된 내 딸 또한 임신했다는 것을 지난주에야 알게 되었습니다. 전 어떻게 해야 합니까? 졸지에 손주 둘을 보게 생겼습니다!" 그는 자기 아들이 습관적으로 음란물을 보았다는 사실을 털어놓았습니다.

- 목회자 3(청소년 목회자): "제 열네 살 난 딸은 학교(크리스천학교)에서 남자 애들에게 오럴 섹스(oral sex)를 해 주어 왔답니다."

- 목회자 4: "여덟 살밖에 안 된 우리 아들이 내 사무실 컴퓨터에서 음란물을 보고 있는 것을 얼마 전에 알았습니다."

- 목회자 5: "다섯 살 된 제 아들은 네 살 때부터 포르노를 보아 왔답니다." 그 목회자는 완전히 넋이 나간 듯했습니다.

이 다섯 가지 대화는 내가 강단에서 내려와 차로 갈 때까지 불과 20분 동안에 모두 이루어졌습니다.

내가 차에 오르려고 할 때, 한 십대청소년이 내 팔을 잡으며 절망적인 얼굴로 말했습니다. "맥도웰 박사님, 제발 저를 위해 기도해 주세요. 저는 지난 3년간 음란물 때문에 몸부림치고 있습니다. 그건 절 망가뜨리고 있어요!"

몇 해 전에 나는 북미에서 가장 크고 명망 있는 복음적 기독교학교에서 섹스와 관계에 관한 특강을 해 달라는 초청을 받았습니다. 학교의 운영진은 내가 그 주제에 대해 특강을 하러 온 것에 대해 감사를 표했지만, 다음과 같은 주문을 했습니다. "선생께서 오럴 섹스에 관해서는 아무런 언급을 하지 말아 주시길 바랍니다. 우리 학교에는 그런 문제가 전혀 없기 때문이죠. 선생께서 오럴 섹스에 관해 언급하신다면, 우리 아이들은 그것에 대해 생각하게 될 것이고, 하고 싶어질 것입니다."

나는 그들의 주문이 터무니없고 너무 순진한 것이라고 생각했지만,

그냥 존중하고 받아들이기로 했습니다. 내가 특강을 마치고 나자, 십수 명의 학생들이 내 주위에 몰려와서 질문을 퍼붓기 시작했습니다. 거의 모든 질문이 오럴 섹스에 관한 것이었습니다. "그것도 섹스인가요?" "그거 나쁜 거예요?" "그걸 해도 성병에 걸리나요?" 등등이었습니다.

나는 그 학교의 책임자가 거기 서서 그 학생들의 이야기를 들었으면 좋겠다고 생각했습니다. 내가 바깥으로 걸어 나올 때, 모두 2학년이었던 남학생 세 명과 여학생 두 명이 내게 다가와서 물었습니다. "왜 오럴 섹스에 관해서는 말씀하지 않으셨어요?"

나는 그것에 대해 이야기를 하지 말아 달라는 주문을 받았다는 말은 하지 않았습니다. 대신에 나는 그들에게 물었습니다. "왜? 여기서 오럴 섹스가 문제니?" 그러자 그들이 말했습니다. "아니요. 그렇지는 않아요." 내가 말했습니다. "그것 참 좋은 일이야." 그러자 그들이 대꾸했습니다. "아니요. 그게 아이들에게 문제가 되지 않아요. 왜냐하면 누구나 다 하고 있거든요." (이것은 과장이었습니다.)

나는 그 아이들에게 설명을 좀 해 달라고 했습니다. 그 아이들이 대답했습니다. "우리 학교에서는요, 남자 아이가 오럴 섹스를 원할 때는 여자애한테 다가가서 '너 타코(taco, 역자 주: 미국의 대중적인 멕시코 음식의 하나) 먹고 싶니?'라고 말해요." 그것은 오럴 섹스를 뜻하는 그들의 은어였습니다. 그 아이들의 설명이 계속되었습니다. "여자애가 동의하면, 곧바로 학교의 어떤 방으로 들어가서 오럴 섹스를 하지요.

그런데 그 남자애는 방과 후에 타코벨(Taco Bell, 미국의 대중적인 타코 체인점-역자 주)로 데려가서 타코를 사 주어야 되지요.”

이 아이들에 의하면 오럴 섹스는 아주 흔한 일이었습니다. 학교 지도자들에 따르면, “우리 학교에는 그런 문제가 전혀 없습니다.”라고 합니다. 많은 부모들과 크리스천 지도자들이 그들의 젊은이들이 하고 있다고 믿는 것과 실제로 젊은이들이 하고 있는 행동 사이에 존재하는 단절은 어마어마합니다. 물론 우리는 우리의 아들들과 딸들이 어떤 종류의 성적 행위에도 가담하지 않고, 섹스에 대한 왜곡된 관점에 세뇌되지도 않기를 바랍니다. 그러나 진실은, 우리 자녀들이 노출되고 있는 문제들에 대응하기 위한 사전대책을 강구하지 않는다면, 그들이 파괴적인 문화에 사로잡힐 공산이 큽니다.

그러면 당신이 무엇을 할 수 있을까요?

우리가 소셜 미디어 폭발을 되돌릴 수 있다면 가장 좋을 것입니다. 그러나 그럴 수도 없고, 그렇게 해서도 안 됩니다. 지난 12개월 동안에 2억 명이 넘는 사람들이 인터넷을 통해 예수 그리스도를 소개받았다고 추산하는 이도 있습니다. 소셜 미디어 자체가 여기서 문제의 장본인은 아닙니다. 그것들은 우리 자녀들에게 긍정적인 영향과 파괴적인 영향 그 어느 쪽도 다 가져다줄 수 있는 단순한 도구일 뿐입니다.

신실한 그리스도인들만 모여 사는 외딴 섬으로 피신을 하는 것이 확실한 해결책으로 보일 수도 있습니다. 그렇게 한다면 우리는 자녀들이 세속의 문화의 영향을 전혀 받지 않는 곳에서 양육할 수 있을 것입니다. 그러나 그것은 미디어 혁명을 되돌리려는 것과 다를 바 없는 현실성이 없는 대안입니다. 그러면 우리가 무엇을 할 수 있을까요?

1. 현실을 바로 인식해야 합니다. 우리 자녀들은 문화에 의해서 섹스에 대해 왜곡된 시각을 갖도록 영향을 받고 있는 것이 현실입니다. 우리는 실제로 일어나고 있는 일을 부인하면서 살 수는 없습니다. 한 젊은 엄마가 이렇게 말했습니다. "우리 아이들을 라스베이거스(Las Vegas) 시내 한복판에서 기르고 있는 것 같아요." 해결을 위한 첫 번째 단계는 문제를 있는 그대로 보는 것입니다.

2. 섹스에 대한 왜곡되고 변태적인 시각에 반박할 필요가 있습니다. 섹스에 대한 올바르고 건전한 시각으로 우리 아이들이 보고 듣는 섹스에 대한 시각을 바로잡아야 합니다. 당신이 일곱 살 이상 된 자녀를 가진 부모 중에 속한다고 합시다. 그리고 이제 당신이 자녀들에게 섹스에 대해 이야기하려고 한다고 합시다. 지금까지 당신의 자녀는 이미 바깥세상의 문화로부터 성교육을 받아왔습니다. 그렇다면 섹스에 대한 그들의 이해는 당신이 기대해 온 것과는 상당히 다르게 왜곡되어

있을 개연성이 매우 큽니다.

이 경우 당신은 자녀들에게 섹스가 무엇이며, 하나님께서 왜 섹스를 창조하셨는가에 대한 완전히 새로운 개념을 다시 가르쳐 줄 필요가 있습니다. 여러 가지 면에서 아이들이 취해 온 섹스에 대한 왜곡된 개념을 무너뜨리고 하나님의 계획에 입각한 관점을 제시해 줄 필요가 있을 것입니다. 당신의 자녀들이 아직 아주 어리다면 그들이 문화의 영향을 받기 전에 먼저 손을 쓸 시간이 있을 것입니다. 하지만 당신은 아이들이 아주 어릴 때부터 시작해야 할 것입니다.

섹스에 대한 하나님의 생각을 자녀들에게 가르친다는 것은 첫 번째로 왜 하나님께서 우리를 성적인 존재로 지으셨는지 부모와 크리스천 지도자로서 우리가 먼저 분명히 이해해야 한다는 것을 의미합니다. 우리는 섹스의 진정한 목적과, 성적인 순결이 실제로 무엇을 의미하는지, 왜 섹스에는 경계선이 있는지, 그리고 사랑하는 관계가 어떻게 섹스에 대한 하나님의 시각을 가르치는 데 있어서 초석이 되는지를 알아야만 합니다. 이러한 기초적인 이해를 가진다면 당신은 자녀에게 섹스에 관한 모든 것을 소개하거나 다시 가르치기 위한 성경적인 배경을 갖게 되는 것입니다. 이것은 당신에게 가정을 섹스에 관한 건전한(거룩한) 시각을 수용하도록 양육하는 성경적인 근거를 제공하게 될 것입니다. 그리고 그것은 이 책의 제1부 "섹스는 하나님의 디자인입니다"에서 다루게 될 내용입니다.

3. 능동적으로 우리 자녀들을 섹스에 관한 하나님의 관점으로 안내하고, 인도하고, 가르쳐야 합니다. 그리고 그것을 위해서 우리는 2부 "당신의 대화를 위한 조언과 아이디어"에서 중요하고도 실제적인 도구들을 제공할 것입니다. 각각의 짤막한 글들마다 당신이 이미 다루었거나 앞으로 다루게 될 문제들에 대한 통찰력, 실례, 답변, 다루는 방법 등이 들어 있습니다. 우리 모두는 자녀들에게 섹스라는 하나님의 놀라운 선물을 소개하거나 다시 가르칠 수 있는 멋진 기회를 발견하게 될 것입니다.

우리(도티와 조시)는 부모로서 이 일을 완벽하게 하지는 못했습니다. 사실 완벽한 부모란 없습니다. 그러나 우리는 섹스에 대한 하나님의 계획을 우리 자녀들에게 전해 줄 놀라운 기회를 갖게 된 데 대해 감사하게 여깁니다. 네 명의 자녀가 모두 결혼했고, 이제는 그들도 자녀를 갖게 되었습니다. 그리고 우리 자녀들이 자기 자녀들(우리의 손자손녀들)에게 섹스에 대한 성경적인 관점을 훌륭하게 전하는 것을 보면서 전율을 느끼게 됩니다. 힘을 내시길 바랍니다. 사랑과 성에 대한 당신의 성경적인 가치관은 다음 세대로 전해질 수 있습니다. 그리고 우리는 뒤에 이어지는 내용들이 당신이 그 일을 해 내고자 하는 노력에 힘을 보탤 수 있기를 희망합니다.

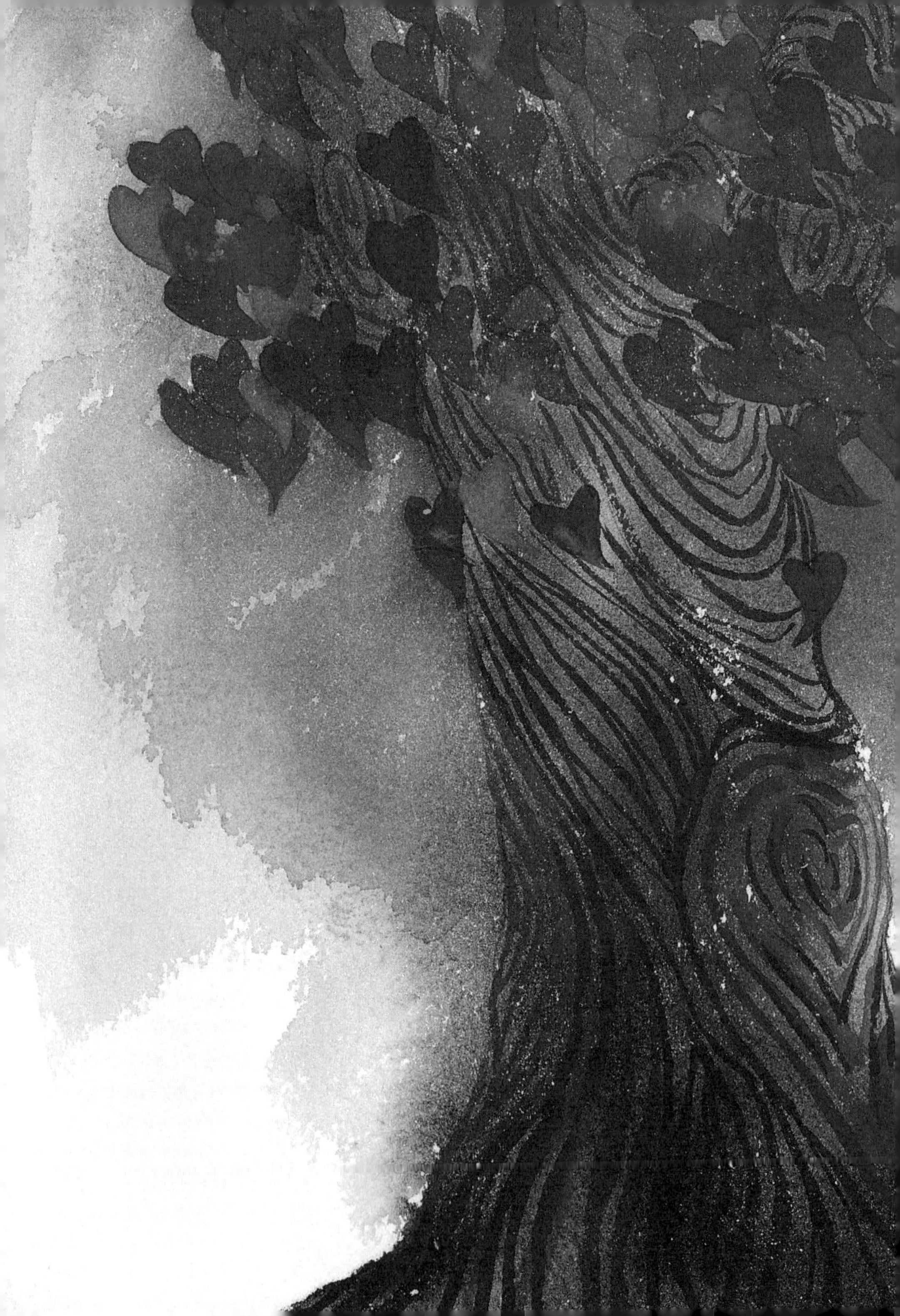

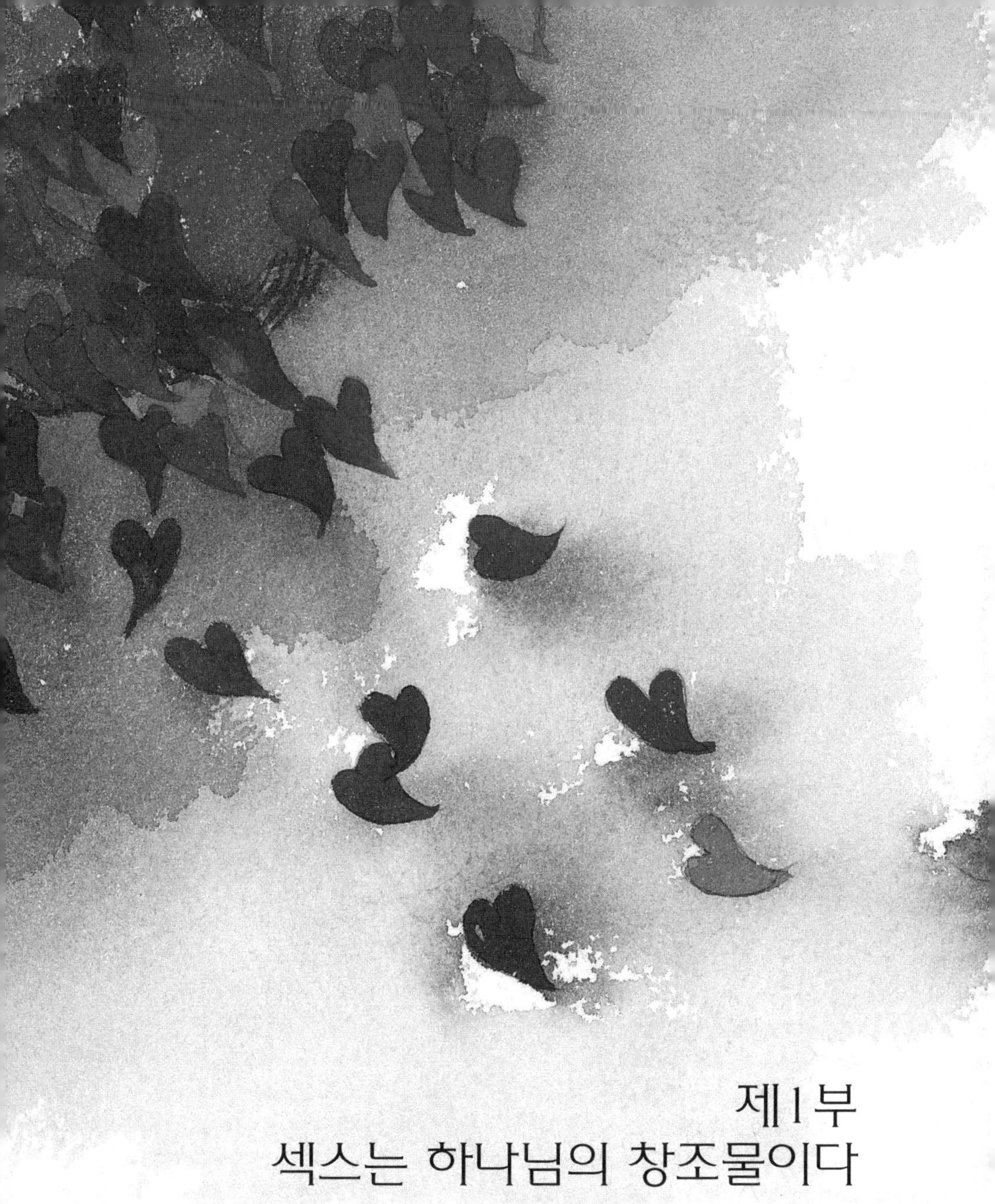

제1부
섹스는 하나님의 창조물이다

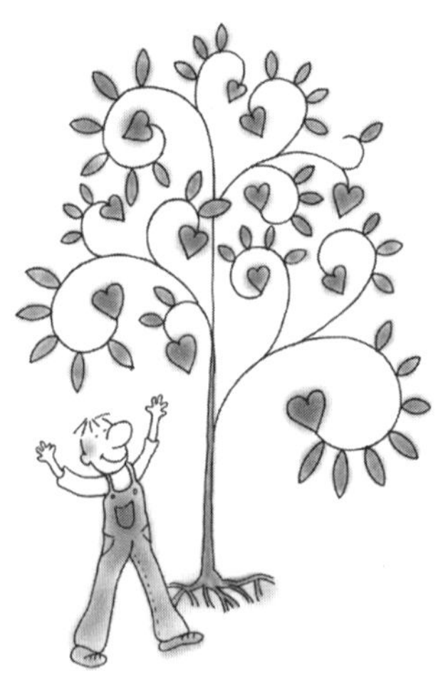

우리는
하나님의 형상대로
그분에 의해 창조되었지만,
성적인 존재로서
서로에게 성적으로
매력을 느끼게 되어 있습니다.

섹스: 하나님의 형상이라는
맥락 속에서 창조되었다

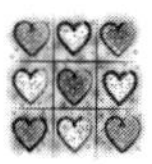

이 날은 어떤 다른 날과도 같지 않았습니다. 더 이상 좋을 수 없을 만큼 모든 것이 완벽해 보였습니다. 꽃이 만발한 초원 위에 온갖 동물들이 구름과 하늘을 지붕 삼아 살고 있는 낙원이었습니다. 모든 것이 완벽함과 아름다움이라는 기막힌 화폭에 담긴 한 폭의 그림이었습니다. 하지만 이 에덴의 낙원에 아직 무엇인가 부족한 것이 있었습니다. 그것은 첫 번째 인간인 아담이 인간 동반자 없이 홀로 거닐고 있기 때문이었습니다.

하나님께서 선언하셨습니다. "사람이 혼자 사는 것이 좋지 않다"(창세기 2:18). 이 완벽한 세상, 아직 죄가 수치와 상처를 가져오기 전인 이곳에 무엇인가 부족한 점이 있었습니다. 아담은 하나님과 아주 좋은 관계를 가지고 있었습니다. 그는 이 아름다운 동산에 다니는 최고의 직업을 가지고 있었습니다. 그는 먹을 것도 충분히 있었습니다. 하지만 아담 내면 깊은 곳에는 설명할 수 없는 고통스러운 허전함과 공허감이 있었습니다. 하나님께서 특별한 일을 행하시기 전까지는.

하나님께서는 아담을 깊이 잠들게 하셨습니다. 그리고 그 남자가 깨어났을 때, 그는 자신이 이해할 수 없는 것을 경험했습니다. 여자라는 피조물을 경험한 것입니다. 상상해 보십시오. 아담이 이제 다시는 다른 것은 아예 쳐다보지도 않을 것처럼 살랑거리는 야자나무 잎 사이로 매혹적인 얼굴을 뚫어져라 바라보는 모습을. 우아하고도 고상하게 미끄러지듯 자신에게 다가오는 그녀에게 시선을 빼앗긴 아담을 상상해 보십시오. 매끈하게 조각된 듯한 그녀의 자태는 그가 어디서도 본 적이 없는 것이었습니다. 숨을 멎게 할 만큼 그의 오감에 차오르는 그녀의 아름다움과 향취와 존재감에 방망이질하는 그의 가슴을 상상해 보십시오. 그는 왜 이리도 마법처럼 그녀에게 매혹 당했을까요? 두 눈에 보이는 것 말고 그 이상 더 알고 싶은 이 설명할 수 없는 갈증은 도대체 무엇이었을까요? 인간은 처음으로 이성(異性)이라고 하는 하나님께서 주신 놀라운 선물을 개인적으로 경험하게 된 것입니다.

성경은 새로 창조된 이 남자와 여자가 벌거벗었다고 말씀합니다. 그들이 육체적으로 서로에게 끌렸던 것은 명백한 사실입니다. 그들이 서로에게서 성적인 즐거움을 느낀 것은 자연스러운 일이었습니다. 그들은 이에 대해 전혀 죄책감이나 부끄러움을 느끼지 않았던 것입니다 (창세기 2:25 참조). 서로를 향한 이 열렬한 성적 매력은 대체 어디서 온 것이고, 무슨 연고란 말입니까?

성(sexuality)은 어디로부턴가 온 것입니다

작렬하는 햇빛과 어스름한 달빛 모두 하나님께서 창조하신 것입니다. 광대한 바다도, 드넓은 호수도, 유유히 흐르는 강물도, 줄기차게 쏟아져 내리는 폭포도 모두 그의 말씀 한 마디에 생겨났습니다. 눈 덮인 산, 우거진 숲, 널리 펼쳐진 초원과 거기에 살고 있는 모든 동물들도 그분의 말씀 한 마디에 존재하게 되었습니다. 우리가 사는 지구와 별들과 우주도 하나님의 위대한 창조의 말씀 한 마디에 존재하게 되었습니다. 하지만 섹스는 다른 형태의 창조물입니다. 그것은 수준이 완전히 다릅니다. 다른 모든 피조물은 하나님의 말씀에 의해 존재하게 되었지만, 인간과 인간의 성에 대해서는 하나님께서 뭔가 더 놀라운 일을 행하셨습니다.

성경의 맨 첫 장은 이것을 분명하게 밝혀 줍니다. "하나님이 자기 형상 곧 하나님의 형상대로 사람을 창조하시되 남자와 여자를 창조하시고"(창세기 1:27). 하나님께서는 처음 사람을 지으실 때 단순히 말씀 한 마디로 존재하게 하신 것이 아니라, 손수 땅에 있는 물질을 재료로 그

모양을 빚으시고 "생기를 그 코에 불어 넣으시니"(창세기 2:7) 사람이 생령이 되었다고 기록되었습니다. 이것은 아담이 말씀 한 마디에 의해 존재하게 된 동물의 한 종류가 아니라는 것을 의미합니다. 아담과 그의 모든 자손은 하나님의 형상대로 성(성별)을 가진 생령으로 창조된 것입니다.

하나님의 형상대로 창조되었다는 것은 우리의 겉모습을 말씀하시는 것이 아닙니다. "하나님은 영이시니 예배하는 자가 영과 진리로 예배할지니라."(요한복음 4:24)고 하지 않았습니까. 예수께서 이 땅에 오셨을 때 인간의 모습을 취하신 것은 사실이지만, 하나님께서 물질적이거나 육체적인 형태로 존재하시지는 않습니다. 그분은 영이십니다. 하지만 하나님께서는 우리를 하나님과 같은 특성을 가진 존재로서 육체적으로, 감정적으로, 영적으로, 관계적으로 창조하셨습니다. 여기에는 성도 포함됩니다. 우리는 하나님의 형상대로 그분에 의해 창조되었지만, 성적인 존재로서 서로에게 성적으로 매력을 느끼게 되어 있습니다. 이 성적인 매력도 어떻든 그분의 형상의 일부로 하나님과 관계가 있을까요?

어떤 이들은 남녀가 서로 매력을 느끼게 되는 것이 하나님 안에 있는 남성과 여성 모두를 아우르는 양성적 특성에 그 뿌리를 두고 있다고 주장합니다. 우리가 알기로 하나님은 남성적인 용어로 표현되어 있긴 하지만, 문자적 의미에서 전적으로 남성도 아니며 여성도 아닙니다. 하지만 그분의 기묘한 디자인은 인간을 남자와 여자라는 두 가지 성으로 창조하셨습니다. 그렇기 때문에 남자와 여자 사이에서 서로에게 느끼는 강력한 매력은 남성과 여성 모두의 특성을 내포하고 계시는 하나님의 통일성과 완전성에 그 기원을 두고 있습니다. 말하자면 하나님께서는 본질적으로 남자와 여자의 양극과 음극의 특성을 모두 갖고 계시는데, 이 두 가지 특성이 두 성별에 분리되어 있게 되면, 마치 자석의 양극이 서로 끌리듯이 자연적으로 끌리게 된다는 것입니다. 하나님은 연합 가운데 하나이신데, 두 가지의 성을 연합되도록 창조하셨습니다. 어쨌든 이것이 왜 남자와 여자가 서로에게 매력을 느끼는지에 대한 한 가지 이론입니다. 상당히 설득력이 있는 이야기입니다.

성경이 우리에게 가르치는 것은 하나 됨(연합)이 하나님의 뚜렷한 특성의 하나라는 것입니다. "우리 하나님 여호와는 오직 유일한 여호와이시니"(신명기 6:4)라고 선포하고 있지 않습니까. 이 하나님의 유일성은 하나님께서 삼위일체이시라는 것과 모순되지 않습니다. 성경에도 분명하게 하나님은 성부, 성자, 성령이시라고 밝히고 있지 않습니까. 이 하나님의 유일성이 드러내 보여 주는 것은 완전한 연합의 관계는 삼위일체 하나님 안에 존재한다는 것입니다. 성부 하나님은 언제나 성자와의 한계가 없는 관계와 연합 가운데 계십니다. 성자 하나님은 언제나 성부와의 연합 가운데 계십니다. 성령 하나님께서도 항상 성부 및 성자와의 한계가 없는 조화 속에 계십니다. 이 완전한 하나 됨은 하나님께서 갈구하시는 것도 아니며, 창조하시는 어떤 것도 아닙니다. 그냥 그분의 존재 자체입니다. 예수께서 말씀하셨습니다. "나와 아버지는 하나이니라. 너희가 아버지께서 내 안에 계시고 내가 아버지 안에 있음을 깨달아 알리라"(요한복음 10:30, 38).

하나님의 형상이 반영하는 것은 완전한 관계 속에 있는 하나 됨과 연합입니다. 그분의 하나 됨은 이 우주 안에서 비할 데 없는 친밀한 연합과 유대감, 일체감, 그리고 소속감을 만들어 내는 무한한 사랑의 관계입니다. 하나님께서는 절대로 분리되실 수 없습니다. 그분은 결코 나누어질 수 없습니다. 하나님은 영원한 무한의 관계로서 존재하십니다. 그리고 그것은 바로 인간들이 하나님 자신으로부터 부여받은 사랑하는 친밀한 관계에 대한 능력입니다.

친밀감이라는 요소

"이러므로 남자가 부모를 떠나 그의 아내와 합하여 둘이 한 몸을 이룰지로다"(창세기 2:24). 관계에 있어서 친밀감에 대한 우리의 필요와 욕구는 하나 되신 하나님의 형상에 뿌리를 두고 있습니다. 남자와 여자 사이의 결혼과 부부의 성관계는 하나 됨과 연합이라는 하나님의 본성을 반영합니다. 성은 인간에게 친밀한 사랑의 관계에 대한 능력을 주시는 하나님으로부터 온 아름다운 선물입니다.

나(도티)는 섹스를 더러운 말이라고 믿으면서 성장했다고 이야기한 여자들을 여러 명 알고 있습니다. 그들 중에는 결혼을 했지만 남편과의 성적 행위에 대해서조차 죄책감을 느끼는 사람들도 있습니다. 이 여자들은 분명 왜곡된 시각을 갖고 있는 것입니다. 결혼이라는 테두리 안에서 성적인 관계에 대해 불결하다고 느끼거나 죄책감을 가질 이유는 없습니다. 하나님께서는 결혼한 부부들로 하여금 친밀한 결속을 누리도록 하기 위하여 섹스를 창조하신 것입니다.

이 사실은 생물학적 관점에서도 역시 확인됩니다. 연구자들은 '옥시토신(oxytocin)'이라는 호르몬을 발견했는데, 일명 "포옹 호르몬"(cuddle hormone)이라고도 합니다. 옥시토신은 성행위를 할 때나 그에 준하는 행동을 할 때 뇌에서 분비되는 화학물질입니다. 이 물질이 분비되면, 사람들은 보살핌, 신뢰, 깊은 애정의 감정을 느끼게 됩니다. 어머니가 아기에게 젖을 물렸을 때에도 똑같은 물질이 분비됩니다. 그 목적은 타인에 대한 깊은 인간적 유대감이나 애착을 만들어 내는 것입니다.

당신이 다른 사람과 섹스를 할 때마다, 당신의 몸은 당신에게 그 사람과 친밀하게 되라고 하는 옥시토신의 분비라는 화학반응을 일으킵니다. 친밀한 관계를 향해 이끌어 가는 것이 섹스의 일차적 목적 중 하나입니다. 하나님은 친밀감을 향한 인간의 욕구를 생물학적 차원에서 충족시킬 수단을 창조하신 분이십니다. 그러나 이것은 전체의 일부분일 뿐입니다. 단순히 육체의 성적 행위에 참여한 것으로 관계적 친밀감은 충분히 달성되지 않습니다. 인간의 성(sexuality)은 인간 존재의 모든 면-육체적, 감정적, 영적, 관계적-에 관련되어 있습니다. 섹스는 모든 차원에서 우리를 연결시킨다는 의미입니다.

지난 몇 년간, 우리는 왜 자기들의 관계 속에서 친밀감을 잃게 되었는지를 알고 싶어 하는 결혼한 부부들을 많이 만났습니다. 그들은 육체적으로 성관계는 가졌지만, 자신들을 모든 차원에서 연결시켜 주는 깊은 사랑을 잃어버리고 있었습니다. 그것은 마치 그들이 섹스를 자신들의 영적, 감정적, 관계적 삶과는 동떨어진 육체적 쾌락으로 보는 것과 같습니다. 그들이 하는 것은 그들이 자기들의 삶의 모든 차원을 서로에게 표현하는 것이 아닙니다. 실은, 환상적인 성생활이 좋은 관계를 만들어 내지는 않습니다. 오히려 모든 차원에서 친밀하고 가까운 관계가 환상적인 성생활을 가능하게 합니다.

우리 자녀들 또한 대부분 섹스가 무엇을 의미하는지에 대해 혼란스러워하고 있습니다. 많은 이들이 그저 자기 남자친구나 여자친구와 육체적으로 가깝게 느끼게 해 주는 것 정도로 생각합니다. 물론 섹스가 잠깐 동안은 육체적으로 가까워진 느낌을 갖게 해 줍니다. 하지만 우리가 앞에서 이야기한 대로, 섹스의 진정한 목적은 두 남녀로 하여금 영적으로, 감정적으로, 관계적으로 모든 차원을 평생 함께하도록 하기 위한 것입니다. 이것이 예수께서 "그런즉 이제 둘이 아니요 한 몸이니 그러므로 하나님이 짝지어 주신 것을 사람이 나누지 못할지니라."(마태복음 19:6)고 말씀하신 이유입니다. 그러므로 한 남자와 여자가 평생을 함께하기로 결단하기 전까지는, 바로 그 목적을 이루기 위해 계획된 행위에 가담해서는 안 되는 것입니다.

우리가 자녀들을 키우면서 한 가지 꼭 필요한 것은 그들에게 섹스-이성 간에 느끼는 매력-는 우리 각자에게 주신 하나님의 아름다운 선물이라는 사실을 분명히 밝혀 주는 것입니다. 많은 사람들이 하나님의 목적을 왜곡시키고 잘못 사용하고 있다고 하더라도 섹스는 불결한 것이 아닙니다. 파괴적인 세속 문화가 아름다운 것을 왜곡시키고 그것이 전염병처럼 번진다고 해도 우리가 그렇게 행동한다는 의미는 아니기 때문입니다. 우리는 섹스와 인간의 성적 행동을 하나님께서 의도하신 수준까지 끌어올려야만 합니다. 어쨌든 섹스는 하나님께로부터 온 것이고, 우리는 그분의 형상대로 성적인 존재로 지음을 받은 것입니다.

즐거움이라는 요소

하나님께서는 남자와 여자를 평생 동안 영적으로, 감정적으로, 관계적으로, 육체적으로 깊이 결합시키기 위한 결속의 동인으로 성과 성적 관계를 창조하셨습니다. 그러나 그분은 이 "결속의 동인"을 일회적 사건으로 창조하시지 않았습니다. 이 "결합의 충동"은 우리가 식욕을 느끼는 만큼이나 자주, 어떤 사람들에게는 그보다 더 자주 느껴질 수 있습니다.

친밀감은 섹스에 있어서 매우 중요한 요소이지만, 순수한 쾌락을 위해 부부가 성관계를 갖는 것 또한 섹스의 또 다른 한 요소입니다. 평생 서로 사랑하기로 결단한 남자와 여자에게 있어서 섹스는 유쾌한 일임에 틀림이 없습니다. 그것은 성적인 즐거움이 노인이 되어서도 반드시 지속되어야 한다는 것을 의미하지는 않지만, 그럴 수도 있습니다. 한 대학에서 인간의 성(sexuality)에 대한 강의를 맡은 84세의 한 교수가 있었습니다. 한 학생이 부부가 얼마나 오래까지 성생활을 즐길 수 있는지 질문을 했습니다. 그 교수는 "나는 잘 모르겠네. 아마 84세를 지나서 얼마간 되지 않을까요?"라고 대답했습니다. 그야말로 섹스는 결혼이라는 결속 안에서 당신의 몸이 감당할 수 있을 때까지 함께 마음껏 즐길 수 있도록 즐거움을 위해 창조된 것입니다.

우리는 섹스의 창조에 즐거움을 위한 목적도 있다는 사실에 동의하지 않는 사람들도 있다는 것을 알고 있습니다. 우리 부부는 우리와 다른 생각을 가진 그들을 판단하지 않습니다. 우리는 섹스를 의무와 책임이라고 믿는 그들의 생각을 존중하기는 하지만, 그들이 그 엄청난 즐거움을 놓치고 있다는 것을 설명할 책임이 있다고 느낄 뿐입니다. 그리고 도움이 된다면, 결혼한 부부가 즐거움을 위해 성관계를 갖는 것이 좋은 일이라는 것을 이를 뒷받침해 주는 성경구절과 함께 주장하고자 합니다.

때때로 사람들이 나(조시)에게 묻곤 합니다. "당신은 성경을 문자적으로 믿습니까?" 나는 바로 대답합니다. "솔로몬의 지혜로운 조언에 관한 한 저는 확실히 그렇게 믿습니다!" 읽어보시길….

네 샘으로 복되게 하라. 네가 젊어서 취한 아내를 즐거워하라. 그는 사랑스러운 암사슴 같고 아름다운 암노루 같으니 너는 그의 품을 항상 족하게 여기며 그의 사랑을 항상 연모하라(잠언 5:18~19).

사랑아 네가 어찌 그리 아름다운지, 어찌 그리 화창한지 즐겁게 하는구나. 네 키는 종려나무 같고 네 유방은 그 열매송이 같구나. 내가 말하기를 종려나무에 올라가서 그 가지를 잡으리라 하였나니 네 유방은 포도송이 같고 네 콧김은 사과 냄새 같고 네 입은 좋은 포도주 같을 것이니라. 이 포도주는 내 사랑하는 자를 위하여 미끄럽게 흘러내려서 자는 자의 입을 움직이게 하느니라(아가 7:6~9).

자, 이게 내 맘에 드는 구절들입니다! 그 어느 것(세상문화나 과거의 어떤 왜곡된 가르침)도 하나님께서 당신이 성생활에서 누리기 원하시는 그 기쁨을 당신에게서 훔쳐가지 못하게 하십시오.

내(도티)가 우리 아이들이 자라는 동안 했던 일들 중 하나는 조시와 내가 얼마나 서로 즐기는지를 그대로 알게 한 것입니다. 물론 아이들은 부모들의 성적 행위를 머릿속으로 상상하려고 하지 않습니다. 하지만 나는 우리 아이들에게 성적인 행위가 결혼생활 속에서 경험되고 표현될 때 얼마나 아름답게 즐길 수 있도록 설계된 것인지 알려 주고자 했습니다. 그리고 조시와 내가 하나님의 선물을 상당히 즐긴다는 것을 잘 드러나지 않는 방법으로 알려 주었습니다. 어쨌든, 하나님께서 우리가 결혼 관계 속에서 섹스를 즐기기 원하신다는 것을 뒷받침해 주는 성경구절을 더 알기 원한다면, 아가서를 더 읽어보시기 바랍니다.

생육(**procreation**) 요소

최초의 부부인 아담과 하와에게 하나님께서 처음으로 하신 말씀 중의 하나는 "생육하고 번성하라"(창세기 1:28)는 것이었습니다. 이것은 성취하라고 하신 명령 중 가장 즐거운 것이 아니겠습니까! 그리고 이 생육의 명령을 수행하지 않고서는 인류가 존속할 길이 없습니다.

창세기 1장 28절은 이렇게 시작됩니다. "하나님이 그들에게 복을 주시며 하나님이 그들에게 이르시되 생육하고 번성하여 땅에 충만하라." 자녀를 낳는 것의 결과는 축복입니다. 솔로몬은 이렇게 말했습니다. "손자는 노인의 면류관이요 아비는 자식의 영화니라"(잠언 17:6).

당신의 배우자를 향한 친밀한 사랑의 표현이 영원히 당신의 아들과 딸로 기억될 고귀한 생명을 창조해 낸다는 것을 생각하면 정말 짜릿하지 않습니까. 물론 요즈음 자녀를 낳고 기르는 일은 힘겨운 도전입니다. 하지만 가정을 꾸린다는 것은 참으로 경이로운 특권이자 축복입니다.

부모로서 혹은 부모들과 그 자녀들을 도울 책임을 가진 크리스천 지도자로서, 당신은 자녀들이 음란물, 혼전 섹스, 그리고 깨어진 가정과 관계의 상처라는 지뢰를 건드리지 않고 살아갈 수 있기를 원합니다. 당신은 진실로 당신의 자녀들이 당신에게, 하나님께, 그리고 그들 주변의 세상에 복이 되기를 원할 것입니다. 그것은 우리 모두가 원하는 바입니다. 그리고 그것을 성취하기 위해 내딛어야 할 첫 걸음은 우리 자녀들로 하여금 섹스가 하나님께로부터 온 것이며, 섹스는 좋은 것이고, 섹스는 자손의 생육뿐만 아니라 관계의 친밀함과 즐거움을 위해서도 주어진 것임을 이해하도록 해 주는 것입니다. 그리고 그것을 어떻게 알려 줄 수 있는가가 이 책 전체의 주제입니다.

우리 자녀들은 섹스가 그들의 삶과 관계를 복되게 하기를 하나님께서 얼마나 원하시는가를 이해할 필요가 있습니다. 그들은 섹스의 목적을 이해해야 합니다. 하지만 그들이 또한 이해해야 할 것은, 그들이 섹스를 올바르게 사용하기를 원한다면 "교전규칙(rules of engagement)"을 이해해야 한다는 것입니다. 어떤 것이든지 정말 강력하고 역동적인 것을 다룰 때는 그 사용법을 잘 알아야 하는 것처럼 말입니다. 이제 다음 장에서 우리는 섹스가 경계선이라는 상황 속에서 어떻게 경험되어야 하는가에 대해 살펴볼 것입니다.

03

섹스:
경계선이라는 상황 속에서 경험된다

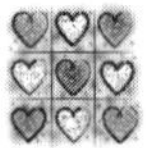

무덥고 깜깜한 밤이었습니다. 저스틴과 그의 여자친구 매디는 수영을 하고 싶었습니다. 저스틴은 옆집의 이웃들이 멀리 가서 얼마 동안은 집에 없다는 것을 알고 있었고, 옆집 뒷마당에는 멋진 수영장이 있었습니다. 그래서 저스틴과 매디는 살금살금 이웃집 뒤뜰로 가서는 수영장을 둘러 쳐 있는 담장을 넘어 들어가 야간 수영을 즐길 채비를 했습니다.

저스틴은 신발을 벗고 다이빙보드의 사다리에 올라 매디가 미처 신발과 양말을 벗기도 전에 물속으로 다이빙을 했습니다. 저스틴은 의식을 잃기 직전에 매디의 비명 소리를 들었습니다.

이웃집 사람들이 수영장의 물을 거의 다 빼놓았기 때문에 수위가 불과 1미터도 되지 않았습니다. 어둠 속에서 이것을 볼 수가 없었기 때문에, 저스틴은 얕은 물 속 바닥에 부딪혀 끔찍하게 뼈가 으스러지는 부상을 당했습니다. 그의 야간 다이빙은 그의 남은 생애 동안 목 아래 전신을 마비시키는 결과를 가져왔습니다.

이 커플은 단지 둘만의 수영 파티를 즐기고자 했을 뿐이었습니다. 담장은 경계를 표시하는 것이었습니다. 암암리에 "들어오지 마시오", "무단침입 금지" 또는 "출입금지"라고 말하고 있는 경계선입니다. 그러나 저스틴은 그 담장을 자기와 여자친구가 원하는 재미있는 일을 못하게 막는 방해물로 보았습니다. 사실, 그 담장은 그를 위한 보호막이었던 것입니다.

섹스에는 즐거움이 있다

당신은 자녀를 키우면서 틀림없이 어느 시점엔가 이렇게 자녀들에게 경고한 적이 있을 것입니다. "난로에 손대면 안 돼." 혹은 "길을 건너기 전에는 꼭 양쪽을 다 살펴봐야 돼." 당신은 자녀들에게 "자기 전에 양치질하는 걸 잊지 말아라." 같은 재미없는 잔소리를 많이 했을 것입니다. 당신은 훼방꾼 노릇을 했던 것이 아닙니다. 당신의 잔소리는 자녀들의 유익을 위한 것이었습니다. 당신은 당연히 자녀들이 화상을 입거나, 교통사고를 당하거나, 충치가 생기는 것을 원하지 않았습니다.

부정적인 명령들은 당신의 자녀를 위험으로부터 보호하기 위해 둘러친 담장과 같은 인공 경계선입니다.

당신은 자녀들에게 그러한 기본들을 잘 가르쳤을 것입니다. 아마도 자녀들은 뜨거운 난로에 손을 대면 화상을 입는다거나, 차가 달리는 길에 잘못 들어서면 사고를 당한다든지, 매일 양치질을 하지 않으면 충치가 이를 썩게 한다는 것 등을 잘 배웠을 것입니다. 그러나 자녀들을 위해서나 어느 연령층의 성인들을 위해서나, 이보다 더 중요한 도전은 성적인 행동에 있어서 하나님의 명령을 어기면 고통과 상처가 뒤따른다는 것을 배워야 한다는 것입니다. 이것이 왜 중요한 도전인지에 대한 합당한 이유가 있습니다.

뜨거운 난로에 손을 대거나 달리는 차에 부딪치게 되면 즉각적인 고통과 부상을 당하게 됩니다. 그러나 일반적으로 성적인 행위를 하게 되면 결혼이라는 경계 안이거나 밖이거나 상관없이 모두 쾌감을 얻게 됩니다. 섹스의 육체적 쾌감은 그것이 도덕적으로 받아들일 만한지 여부와 관계없이 충족될 수 있습니다. 젊은 사람의 몸은 스스로 결혼을 했는지 아닌지 알지 못합니다.

실상은, 그 순간의 열기 속에서 섹스는 그것이 도덕적으로 옳든지 그르든지 관계없이 쾌감을 느낍니다. 그렇기 때문에 우리가 자녀들에게 결혼 전의 섹스가 옳지 않은 것은 쾌감이 없기 때문이라고 가르친다면 그것은 절대로 통할 수가 없습니다. 그들은 이미 여러 가지 경로를 통해 섹스가 거의 언제나 대단한 느낌을 준다는 사실을 들어 왔습니다. 각종 미디어를 통해서 전해지는 것 또한 어떠한 장기적인 부작용도 없는 순간 적인 즐거움입니다. 자, 여기에 우리가 어떻게 대응해야 할까요?

섹스를 극대화하는 방법을 설명하라

자, 이제 부모 혹은 크리스천 지도자로서 그들이 어떤 행동을 하지 못하게 하려면 어떻게 해야 할까요? 일반적으로 우리는 그들에게 그것이 얼마나 나쁜 일인지 이야기하거나, X, Y 혹은 Z 같은 짓을 할 경우에 초래될 온갖 나쁜 결과들을 이야기합니다. 우리가 젊은이들에게 끝까지 말하지 않아야 할 것은 그들이 피해야 할 행동으로부터 최대의 것을 얻는 방법입니다. 그렇지 않습니까?

하지만 섹스에 관한 한, **올바른 상대와 올바른 시점에 경험된다면 얼마나 환상적이고 대단한 것인지** 우리 자녀들이 이해할 필요가 있습니다. 다른 말로 하면, 하나님께서 계획하신 상황 안에서 성적인 행위를 하게 될 때, 그(혹은 그녀)는 섹스를 최대로 즐길 수 있다는 것입니다. 우리가 어떤 것이 어떻게 설계되었고 어떻게 작동하는지에 대해 사용설명서대로 따르면 그대로 되지 않습니까. 우리가 어떤 것이든지 설계된 방식을 알고 그에 따라 사용하면, 어렵지 않게 최대한의 효과를 얻을 수 있습니다.

애완용 물고기를 데리고 산책을 나가거나, 북극에서 야자나무를 기르거나, 일자 드라이버를 가지고 십자 나사를 조이려고 시도해 본 적이 있습니까? 이것들 모두 상당한 어려움이 있을 것입니다. 왜 그럴까요? 물고기는 걷도록 만들어지지 않았기 때문입니다. 물고기는 땅이 아니라 물속에서 살도록 설계되었습니다. 만일 물고기가 누리도록 되어 있는 삶을 누리기 원한다면, 살도록 되어 있는 곳에서 살아야만 합니다. 바로 물속입니다.

야자나무는 일 년 내내 더운 기후에서 살도록 되어 있습니다. 열대식물이기 때문입니다. 그것들이 살게 되어 있는 곳에서 살고자 한다면, 북극과 같은 추운 지역으로부터 멀리 떨어지지 않으면 안 됩니다. 나사를 박는 것과 같은 간단한 일이라도 드라이버를 잘못 사용하면 힘든 일이 되고 맙니다. 기계건 식물이건 동물이건 간에 최대한의 기능을 발휘하기 위해서는 설계된 대로 존재해야 합니다. 아주 단순한 이치입니다.

우리 자녀들이 이해해야 하는 것은 섹스가 정해진 목적을 위해 하나님으로부터 주어진 것이라는 사실입니다. 섹스는 결혼한 부부의 애정생활을 점점 더 깊게 만들어 주며, 그들의 관계 속에 기쁨과 육체적 즐거움을 가져다주고, 자녀(들)가 있는 사랑의 가정을 만들어 주는 환상적인 선물입니다. 당신이 섹스를 사용하도록 되어 있는 대로 존중하고 받아들인다면, 섹스는 하나님께서 창조하신 모든 것 중에서 최고의 선물 가운데 하나가 될 것입니다.

당신의 자녀에게 섹스라는 놀라운 선물을 즐기는 분명한 길이 있다는 것을 알려 주십시오. 섹스는 더러운 것도 나쁜 것도 아닙니다. 한 가지 중요한 지침만 채택된다면 섹스는 일체감을 향해 가는 아름다운 길이 됩니다. 사용되도록 설계된 원래의 지침서대로 따르십시오. 섹스는 특별하게 설계되어 있으며, 하나님께서 우리의 성생활을 극대화하는 방법을 제시하신 일련의 지침서가 있다는 것을 자녀들에게 알려 주기 위해 혼신의 노력을 다하십시오.

"안 돼!"는 긍정적인 대답이다

당신은 성경말씀에 하나님께서 "안 된다"고 말씀하실 때는 언제나 두 가지 사랑의 동기에서 그렇게 하셨다는 것을 주목해 보았습니까? 하나님께서는 언제나 우리를 보살피시고 보호하기를 원하십니다. 모세는 이스라엘 민족을 촉구할 때에 하나님의 사랑의 동기를 인식했습니다.

이스라엘아 네 하나님 여호와께서 네게 요구하시는 것이 무엇이냐? 곧 네 하나님 여호와를 경외하여 그의 모든 도를 행하고 그를 사랑하며 마음을 다하고 뜻을 다하여 네 하나님 여호와를 섬기고 내가 오늘 네 행복을 위하여 네게 명하는 여호와의 명령과 규례를 하나님께서 "이것을 하지 말라." 혹은 "저것을 하지 말라."고 금지를 말씀하시는 이유는 우리의 행복을 위한 것입니다. 하나님께서 경계를 정하시고 "들어오지 마시오."라고 표지판을 세우시는 까닭은 우리를 보살피시고 보호하시기 위한 것입니다. 시편 145편을 살펴보십시오. 거기에는 하나님이 은혜로우신 양육자와 보호자로 묘사되어 있습니다. 섹스에 관한 문제에 있어서도 하나님께서는 우리의 양육자와 보호자가 되기를 원하십니다. 그러나 우리가 이것을 경험하기 위해서는 성적 행동에 관한 경계선들과 금지표지들을 받아들여야만 합니다. 다른 말로 하면, 우리는 성적 부도덕을 피해야만 합니다.

성경적인 관점에서 말하면, 성적 부도덕은 한 남자와 한 여자 사이의 결혼 밖에서 일어나는 모든 섹스를 말합니다(혼외섹스 및 혼전 섹스). 성경의 언급을 살펴봅시다.

- "음행을 멀리할지니라"(사도행전 15:29).
- "음행을 피하라"(고린도전서 6:18).
- "우리는 그들과 같이 음행하지 말자"(고린도전서 10:8).
- "음행과 온갖 더러운 것과 탐욕은 너희 중에서 그 이름조차도 부르지 말라. 이는 성도에게 마땅한 바니라"(에베소서 5:3).

• "하나님의 뜻은 이것이니 너희의 거룩함이라 곧 음란을 버리고"
  (데살로니가전서 4:3).

성적 도덕의 경계선들과 혼외섹스와 혼전 섹스에 대한 "금지" 표시를 존중하면 하나님의 보살핌과 보호를 받게 됩니다. 그 중 몇 가지만 예를 들어 봅시다.

~로부터 보호	~으로 보살핌
죄책감	영적 보상
의도하지 않은 임신	자녀 양육을 위한 최적의 분위기
성병 감염	마음의 평안
성적 불안전	신뢰감
정서적 불안	진실한 친밀감

그러한 유익을 경험하게 되면 한 사람의 결혼에 있어서 성생활은 극대화하게 됩니다. 예를 들어, 젊은 커플이었던 우리(조시와 도티)는 결혼이라는 사랑의 결실을 보기까지 우리 자신을 성적으로 표현하지 않고 기다리기로 결단을 내렸었습니다. 이 결단은 또한 결혼 후에는 성적으로 서로에 대한 신뢰를 저버리지 않는다는 것을 의미하는 것이었습니다. 그리고 그 약속을 지켰습니다. 우리 두 사람이 모두 섹스에 관한 하나님의 명령에 순종했기 때문에, 우리는 죄책감으로부터 보호받을 수

있었으며 방해받지 않는 하나님과의 관계를 누릴 수가 있었습니다.

우리는 결혼 전의 임신으로 인한 마음의 고통을 겪을 필요가 전혀 없었습니다. 따라서 우리는 임신 문제로 인해 입양에 대해 고심하느라고 괴로움을 당한다든지 준비되기 전에 결혼식을 올려야 하는 문제로 씨름을 하는 등의 일을 경험하지 않았습니다.

우리는 어떤 종류의 성병이라도 우리 부부의 침실에 침투해 올 것을 걱정하는 두려움으로부터 완벽하게 보호를 받았습니다.

우리는 어느 한 쪽의 배우자가 결혼 전에 가졌을 성적 대상과의 비교 등으로 인해 야기될 수 있는 어떤 성적 불안정으로부터도 보호받았습니다. 결과적으로 우리는 서로의 관계에서 신뢰의 보살핌을 경험할 수 있었습니다.

우리는 혼전 섹스로 인해 초래될 수 있는 정서적인 불안감과 혼외 섹스로 인해 야기될 수 있는 배신감으로부터 보호받을 수 있었습니다. 그 결과 우리는 신뢰의 파기나 과거의 망령에 의해 방해받지 않는 관계의 친밀감을 함께 누릴 수 있었습니다.

하나님께서 설계하신 대로의 섹스는 결혼 전의 금지와 결혼 후의 정절이라는 튼튼한 울타리(경계선) 안에 사는 것을 뜻합니다. 하나님께서 설계하신 대로 따른다면 원래 경험하도록 되어 있는 섹스의 아름다움을 경험할 수 있게 됩니다. 그러나 아주 중요한 것은 우리 자녀들이 이 경계선들이 무엇인지를 이해하고 그것들을 분명하게 인식할 수 있어야 한다는 것입니다. 왜냐하면 이 경계선과 한계들이 바로 "안 돼"라는 대답을 긍정적인 것으로 바꾸어 주는 것이기 때문입니다. 이 경계선들이 우리가 그 안에서 살 때 섹스가 극대화되는 바로 그 이유입니다.

성적 행동에 대한 울타리들 인식하기

하나님께서 설정하신 울타리들은 우리를 보호하고 보살피기 위한 것이라는 것은 이미 앞에서 이야기한 바 있습니다. 성경에는 최소한 세 가지의 성적인 경계선이 언급되고 있습니다. 이 셋을 비유적으로 말하자면, 두 개의 가드레일과 그 가운데 있는 길이라고 할 수 있습니다. 우리가 좌로나 우로 벗어나지 않고 그 길을 따라 걸을 때, 우리는 하나님께서 의도하신 대로 섹스를 극대화하게 됩니다.

순결이라는 울타리

성경은 말씀합니다. "모든 사람은 결혼을 귀히 여기고 침소를 더럽히지 않게 하라"(히브리서 13:4). "하나님의 뜻은 이것이니 너희의 거룩함이라. 곧 음란을 버리고 각각 거룩함과 존귀함으로 자기의 아내 대할 줄을 알고 하나님을 모르는 이방인과 같이 색욕을 따르지 말고 … 하나님이 우리를 부르심은 부정하게 하심이 아니요 거룩하게 하심이니"(데살로니가전서 4:3~5, 7).

순결(**purity**)은 우리에게 최고의 성생활을 제공하고 성적 부도덕의 부정적인 결과로부터 우리를 보호하는 하나님의 울타리입니다. 그러면 순결하다(pure)는 것은 무엇을 의미합니까?

포장지에 "순수(pure) 밀크 초콜릿"이라고 적힌 제품을 본 적이 있습니까? 꿀이 든 병은 어떻습니까? 어떤 라벨에는 "순수 벌꿀-인공감미료 무첨가"라고 적혀 있습니다. 초콜릿이나 꿀의 순수함(순결)이 의미하는 것은 그것을 오염시킬 이물질이나 진짜 초콜릿이나 꿀과 같은 맛을 내게 하는 어떤 이물질도 들어 있지 않다는 것입니다.

성적으로 순결하다는 것은 섹스에 대한 하나님의 진실하고 완전한 계획을 망치는 어떤 것도 들어오지 못하게 하고 "하나님의 본래 설계에 따라 사는 것"을 말합니다. 당신이 아는 대로, 섹스는 한 명의 남편과 한 명의 아내 사이에서 표현하도록 설계된 것입니다. 한 사람 이상의 섹스 상대를 갖는다는 것은 그 관계에 이물질이 들어오게 되는 것이며, 더 이상은 순결할 수 없다는 의미입니다. 맑은 물이 든 컵에 더러운 자갈을 집어 넣는다면 그 물은 불순 혹은 부정해집니다. 아무 불순물이 없는 물은 더럽혀지지 않은 물입니다. 하나님께서는 우리의 성생활이 불순해지지 않기를 원하십니다.

하나님의 계획은 섹스가 동정인 두 사람의 남녀가 독점적인 관계로 들어와서 이루는 순결한 연합이라는 깨어지지 않은 원 안에서 경험되도록 하는 것입니다. 만약 두 사람 중 한 명 혹은 모두가 남편과 아내의 관계라는 순결 안에서 이루어져야 할 섹스를 그때까지 기다리지 못하고 부부 침실의 순결을 지키지 못한다면, 이 순결한 연합은 결혼 전에라도 깨어질 수 있습니다.

그러면 이 성적 순결은 어디로부터 온 것입니까? 그건 바로 하나님의 형상에서 온 것입니다. 하나님께서는 "내가 거룩하니 너희도 거룩할지어다."(베드로전서 1:16), "주를 향하여 이 소망을 가진 자마다 그의 깨끗하심(pure)과 같이 자기를 깨끗하게(purify) 하느니라."(요한일서 3:3)라고 말씀하셨습니다. 하나님께서는 본성에 있어서 거룩하고 순결하십니다. "그에게는 불의가 없음이 선포되리로다"(시편 92:15). 우리가 결혼 전에나 결혼한 후에나 성적으로 순결을 지킴으로 하나님의 형상을 드러내면, 성생활에 있어서 보호와 보살핌을 누리게 되며 원래 하나님께서 의도하신 그것을 경험하게 될 것입니다.

신실함이라는 울타리

십계명의 일곱 번째 계명은 "간음하지 말라."(출애굽기 20:14)입니다. 예수님께서도 남자와 여자가 결혼하여 하나로 연합하게 되면 간음하지 말고 서로에게 신의를 지켜야 한다고 강조하여 말씀하셨습니다. "그러므로 하나님이 짝지어 주신 것을 사람이 나누지 못할지니라"(마가복음 10:9). 하나님께서는 이스라엘 백성에게 말씀하셨습니다. "그러므로 네 심령을 삼가 지켜 어려서 맞이한 아내에게 거짓을 행하지 말지니라. 이스라엘의 하나님 여호와가 이르노니 나는 이혼하는 것과 옷으로 학대를 가리는 자를 미워하노라"(말라기 2:15~16).

결혼식에서 부부가 하는 서약은 서로에게 신의를 지키겠다는 헌신의 결단입니다. "법적으로 아내(남편)로 맞아 좋을 때나 궂을 때나, 부할 때나 가난할 때나, 아플 때나 건강할 때나 죽음이 갈라놓을 때까지 함께하며, 정절을 굳게 지키기로 서약합니다." 누군가가 당신을 다른 어떤 사람보다도 더 사랑하여 일평생 그 자신을 당신에게 헌신하고자 하는 그런 사랑을 받는 느낌보다 더 뿌듯한 것이 어디 있겠습니까. 신실함은 최대한의 성생활을 누릴 수 있게 해 주고 성적 부도덕의 부정적인 결과들로부터 우리를 보호해 주는 하나님의 울타리입니다.

나의 남편(조시)은 우리의 결혼생활에서 대부분의 시간을 집에서 멀리 떨어진 곳으로 여행하며 보냈습니다. 아마도 그에게는 나의 신의를 저버릴 수 있는 기회가 여러 차례 있었을 것입니다. 그러나 40년의 결혼생활 동안 그는 평생 사랑과 섹스에 있어서 오직 한 사람에게만 충성과 신실함과 헌신을 보여 주었습니다. 그게 바로 나였고, 그것은 내게 있어서 무엇과도 바꿀 수 없는 것입니다. 그것은 나의 자존감을 더해 주었고, 안정감을 주었으며, 내가 사랑받고 있다고 이야기해 주었습니다. 지구상에 있는 30억 명이 넘는 여자들이 있지만, 나의 사랑 조시에게 나는 유일한 사람인 것입니다. 그런 종류의 사랑은 반드시 간직해야 하는 것입니다.

 멋밀리는호기심, 솔직한 대답

우리는 누군가에게 그 "유일한 사람"이 되고자 하는 열망과 기대를 갖도록 하나님으로부터 창조되었습니다. 그것은 바로 하나님 자신의 성품으로부터 직접 온 것입니다. 모세는 이스라엘 백성에게 말했습니다. "그런즉 너는 알라. 오직 네 하나님 여호와는 하나님이시요 신실하신 하나님이시라. 그를 사랑하고 그의 계명을 지키는 자에게는 천 대까지 그의 언약을 이행하시며 인애를 베푸시되"(신명기 7:9). 신실한 사랑의 헌신은 우리의 성생활을 위해 또 하나의 보호와 보살핌의 울타리입니다.

사랑이라는 길

섹스는 한 쪽에는 순결, 다른 한 쪽에는 신실함이라는 두 개의 울타리 안에서 경험되어야 합니다. 그 두 개의 울타리는 결혼한 부부의 성적 관계를 위한 탄탄한 길을 제공해 줍니다. 이 길이 바로 사랑입니다.

크리스천 가정에서 자라난 자녀들은 대부분 도덕적 기준을 가지고 있습니다. 당신에게 십대 자녀가 있다면 그들은 아마도 아이들이 아무 때나 아무하고나 성관계를 갖는 것은 분명히 잘못된 일이라고 믿고 있을 것입니다. 그리고 아마도 당신은 자녀들이 그런 시각을 가졌다는 것을 자랑스럽게 여길 것입니다. 그러나 여기에 맹점이 있습니다.

좋은 교회나 크리스천 가정에서 양육 받은 아이들도 대부분 두 사람이 "진실한 사랑"이 개입된 진지한 관계에 있어서는 무언가 다를 것이라고 느끼고 있다는 것입니다. 그래서 혼전 섹스라고 해도 "사랑하기 때문에" 정당화될 수 있다고 생각합니다.

나(조시)는 오늘날의 젊은이들이 생각하는 것처럼 나도 어떤 면에서는 사랑하기 때문에 정당화될 수 있다고 믿는다고 말하여 부모들과 교회 지도자들에게 충격을 주곤 합니다. 자, 내게 항의 메일을 보내기 전에 내 말을 마저 들어 보시길 바랍니다. 진실한 사랑은 섹스에 대한 성경적인 기준입니다. 문제는, 젊은이들 대부분이 순결과 신실함이라는 울타리 밖의 섹스도 사랑하기 때문에 허용될 수 있다는 사랑에 대한 위조 기준을 따라 행동한다는 것입니다.

우리가 이해해야 할 것은 사랑에 대한 하나님의 정의입니다. 고린도전서에서 사도 바울은 어떤 것이 사랑이고 어떤 것이 사랑이 아닌지 잘 설명해 주고 있습니다.

사랑은 오래 참고 사랑은 온유하며 시기하지 아니하며 사랑은 자랑하지 아니하며 교만하지 아니하며 무례히 행하지 아니하며 자기의 유익을 구하지 아니하며 성내지 아니하며 악한 것을 생각하지 아니하며 불의를 기뻐하지 아니하며 진리와 함께 기뻐하고(고린도전서 13:4~6).

하지만 이 설명으로는 아직 부족합니다.

바울은 "사랑은 이웃에게 악을 행하지 아니하나니"(로마서 13:10)라고 기록했습니다. 뿐만 아니라 우리가 대우받기 원하는 것과 같이 모든 사람을 대해야 합니다. 황금률의 말씀을 기억합니까? "그러므로 무엇이든지 남에게 대접을 받고자 하는 대로 너희도 남을 대접하라."(마태복음 7:12)고 예수께서 말씀하셨습니다. 바울은 이것을 이렇게 표현했습니다. "각각 자기 일을 돌볼뿐더러 또한 각각 다른 사람들의 일을 돌보아 나의 기쁨을 충만하게 하라"(빌립보서 2:4). 자, 이제 자신을 추구하는 것은 진실한 사랑이 아니라는 것을 살펴봅시다.

이제 성경은 남편이 아내를 어떻게 사랑해야 한다고 말씀하는지 살펴봅시다.

> 이와 같이 남편들도 자기 아내 사랑하기를 자기 자신과 같이 할지니 자기 아내를 사랑하는 자는 자기를 사랑하는 것이라. 누구든지 언제나 자기 육체를 미워하지 않고 오직 양육하여 보호하기를 그리스도께서 교회에게 함과 같이 하나니(에베소서 5:28~29).

여기 언급되는 것은 어떤 사랑입니까? 상대방을 먹이고 양육하고 보살피며, 또한 돌보고 아끼고 보호하는 사랑입니다.

이 모든 말씀들을 지침으로 하여, 진실한 사랑이 무엇인지 정의를 내려 봅시다.

사랑이란 당신 자신과 같이 소중한 다른 사람에게 안전과 행복과 복락을 만들어 주는 것입니다.

한 사람이 다른 사람을 그와 같이 사랑할 때 그(그녀)는 그들의 성생활을 안내하는 순결과 신실함의 울타리를 허용할 것입니다. 그 이유는 그것이 그들에게 행복을 제공하고 모든 해로부터 보호해 줄 것이기 때문입니다. 사랑-진실한 사랑-은 섹스에 관한 한 결혼할 때까지 기다리고, 결혼 안에서 순결과 신실함을 유지하는 것입니다. 이러한 관점에서 진실한 사랑이 섹스를 정당화한다는 의미입니다.

그러면 이 사랑의 근원은 어디입니까? 바로 하나님입니다. "하나님은 사랑이시다."(요한일서 4:8)라고 성경은 말씀합니다. 사랑에 대한 하나님의 정의는 사랑받는 자를 보호하고 그에게 선한 것을 제공하는 것입니다. 하나님의 사랑은 주는 것이고 신뢰하는 것이며, 안정감과 안전을 주며, 한결같고 영원한 것입니다. 이 사랑은 사랑받는 대상을 보호하고 양육하는 데에 우선순위가 있기 때문에, 이런 유의 사랑은 다른 사람의 안전과 행복과 복락을 해치는 일은 절대 하지 않습니다.

당신의 자녀들이 걸어가기를 바라는 길이 바로 이 길이 아닙니까? 당신의 젊은이들이 받아들이기를 원하는 그 울타리가 순결과 신실함에 대한 헌신이 아닙니까? 다르게 말하는 세상문화 속에 살고 있는 우리의 자녀들에게 이 진리를 주입시킨다는 것은 결코 쉬운 일이 아닙니다. 교

 톳날리는호기심, 솔직한 대답

실에서 하는 것처럼 당신의 자녀들을 앉혀 놓고 이 진리를 가르칠 필요
는 없습니다. 그것은 오히려 역효과를 일으킬 수 있습니다. 그러나 당
신의 자녀들에게 섹스에 대한 하나님의 계획을 주입시킬 수 있는 방법
이 있습니다. 그들에게서 긍정적인 반응을 불러일으킬 수 있는 접근방
법이 있습니다. 많은 부모들과 크리스천 지도자들이 간과하고 있을 뿐
입니다. 그것이 다음 장에서 다룰 내용입니다.

04

섹스:
관계라는 맥락 속에서 가르쳐진다

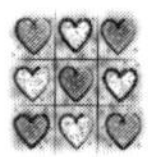

그는 내게로 다가와서 내 팔을 꽉 잡았습니다. 나는 돌아보았습니다. 그는 자신을 소개도 하지 않고 내게 말했습니다. "조시, 우리 가정은 어떻게 해야 하나요?"

내가 필리핀에서 600명이 넘는 목회자들에게 "당신의 자녀에게 영웅이 되는 법(How to Be a Hero to Your Kids)"에 대해 강의를 마친 후였습니다. 이 목회자는 각각 열일곱 살, 열세 살, 열 살 난 자기의 세 자녀들이 "교회에서 제일 나쁜 아이들"로 여겨지고 있다고 내게 설명해 주었습니다.

"나는 내가 알고 있는 방법은 다 써 보았어요." 그는 말했습니다. "나는 끊임없이 아이들에게 하나님의 말씀을 선포했어요. 성경암송도

열심히 시켜 보았고요. 걔들은 자기들이 어떻게 해야 하는지는 다 알고 있지만 계속 반항만 해대니 어떻게 해야 되지요?”

이 아버지의 목소리에는 절망감이 서려 있었습니다. 그는 자기 자녀들이 하나님의 가르침의 울타리 안에서 살게 하기 위해서 모든 방법을 다 동원해 왔던 것입니다. 그가 원한 것은 자녀들이 순종을 통해 하나님의 보호와 보살핌을 경험하는 것이었습니다. 우리도 모두 원하는 바입니다.

나는 그의 어깨에 손을 얹고 그의 눈을 들여다보면서 말했습니다.

“형제, 나의 충고는 그 규율들을 다 잊으시라는 겁니다.”

“뭐라고요?” 그가 의아한 얼굴로 답했습니다. “걔네들이 어떤 규율도 지키지 않으려고 하는 게 문제인 걸요. 걔들은 그게 필요한지도 모르고 있단 말입니다!”

“당신이 무슨 말씀을 하시는지 다 알고 있습니다.” 내가 그에게 말했습니다. “하지만 다시 말씀드립니다. 그 규율들을 내세우지 마시고 다 내려놓으세요.”

얼핏 보기에는 그것이 제대로 된 충고가 아닌 듯합니다. 그렇지 않습니까? 우리의 행동을 위한 울타리와 지침을 제공하기 때문에 규율이 중요하다는 것은 우리 모두 알고 있습니다. 하지만 그것은 빙산의 일각에 불과하다고 말할 수 있습니다. 우리는 무엇이 우리 자녀들의 행동에 변화를 가져오는지 이해할 필요가 있습니다. 왜냐하면 우리 자녀들로 하여금 바른 선택을 하도록 인도하고, 그렇게 하지 않을 때는 그들을 바른 길로 되돌리는 것, 바로 그것이 우리가 첫 번째로 원하는 것이기 때문입니다. 하지만 그것을 어떻게 한다는 말입니까? 도티와 나는 뒤에 나오는 도표들과 그 설명들이 우리가 우리 자녀들로 하여금 올바른 도덕적 선택을 하도록 인도하는 데 있어서 실마리가 된다는 것을 알게 되었습니다.

우리의 모든 행동과 모든 습성은 무엇인가에 의해 조성된다는 것을 우리는 알고 있습니다. 그 무엇이 바로 우리의 가치관입니다. 도덕적 선택은 실제로 우리가 지니고 있는 가치관에 의해 좌우됩니다. 그러면 우리의 가치관을 형성하는 것은 무엇입니까? 우리의 가치관은 우리가 믿는 것들에 의해 형성됩니다. 우리 모두는 우리 주변의 세계에 대하여 어떤 것이 사실인지 아닌지를 믿게 됩니다. 그 믿음이 우리의 가치관을 형성하고, 우리의 가치관은 우리의 행동을 만들어 냅니다.(도표 참조)

우리가 믿는 것은 우리의 **세계관**이라고도 할 수 있습니다. 세계관이란 무엇입니까? 간단하게 말하자면, 우리가 우리의 세계를 어떻게 바라보는가 하는 것입니다. 세계관이란 우리가 우리 주변 세계의 기본적인 구조에 대해 사실이라고 가정하는 바입니다. 그것이 우리가 세상을 바라보는 렌즈가 됩니다. 그것은 현실에 대한 우리의 정신적 지도와 같습니다. 그러면, 예를 들어, 왜 젊은 남자의 67%와 젊은 여자의 49%가

음란물을 보는 것을 받아들일 만한 행동이라고 여길까요?[1] 그들의 세계관(그들의 믿음)이 음란물을 섹스에 대한 받아들일 만한 표현으로 채택했기 때문에 그들의 가치관이 괜찮다고 그들에게 말해 주는 것입니다. 그러한 믿음이 그들의 가치관을 형성했고, 그들의 가치관은 그들의 행동을 만들어 냅니다.

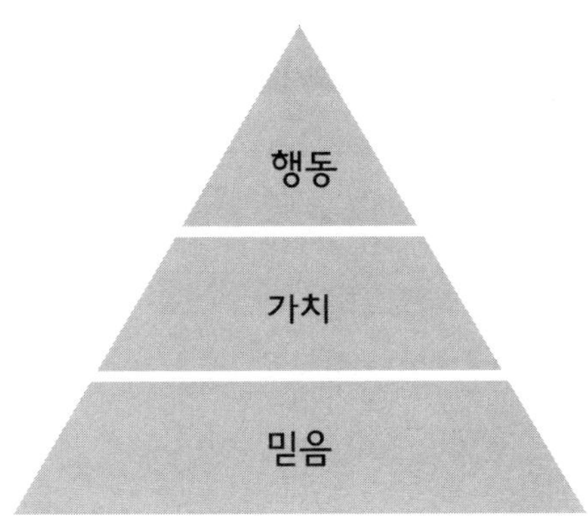

이처럼 필리핀에서 만났던 우리의 친구 목사가 자기의 세 자녀들의 행동과 습성을 단순하게 다룬다면, 그는 현실에서 얼마나 멀리 떨어지는 것입니까? 그는 규율과 규제를 통해 특정한 행동을 얼마 동안은 고칠 수 있을지 모릅니다. 그러나 변화가 지속되기 위해서는 보다 깊은 단계로부터 시작하지 않으면 안 됩니다. 그들의 소망은 자녀들이 올바른 것을 배워서 사랑과 섹스에 대한 하나님의 진리와 무엇이 옳고 그른

가를 믿게 되는 것입니다. 그렇게 되면 그 자녀들은 올바른 도덕적 선택을 하게 될 것입니다. 그것만으로도 좋은 일이라고 볼 수 있겠으나, 여기서 우리가 말하고자 하는 것은, 만일 당신이 하고자 하는 일이 자녀들로 하여금 진리를 믿게 하려는 것뿐이라면, 그것으로 충분하지 않다는 것입니다.

빠뜨린 기초

얼마 전에, 나(조시)는 미국 중서부에 위치한 한 대형교회에서 특강을 하고 있었습니다. 그 교회는 교회의 건축을 끝내고 새로운 큰 건물로 이전한지 얼마 지나지 않았었습니다. 나는 입구로 진입하면서 그 건물 앞에 커다란 현수막이 걸려 있는 것을 보게 되었습니다. 거기에는 이렇게 적혀 있었습니다. **"우리는 진리를 선포한다. 오직 진리만을!"**

우리는 물론 우리 자녀들에게 하나님의 진리를 가르치려고 합니다. 그것이 그들이 바른 믿음을 가지고 성경적인 세계관을 형성하는 길입니다. 하지만 나는 그와 비슷한 문구를 하도 많이 보아 왔기 때문에 사람들이 "오직 진리"에 대해 이야기할 때는 식상한 느낌을 갖게 됩니다. 그래서 내가 그 현수막을 보는 순간 처음 들었던 생각은 '만약 여기 적힌 것이 내가 생각하는 대로라면, 이 교회는 실패할 게 뻔한데…'라는 것이었습니다.

많은 부모들이 이와 똑같은 함정에 빠집니다. 그들은 자기 자녀들이 하나님의 진리를 믿게 할 수만 있다면 할 일을 다 하는 것으로 생각합니다. 그러면 그들이 바른 가치관을 가지고 올바르게 행동할 것이라고 여기기 때문입니다. 그러나 이 접근법은 하나님의 진리를 살아 움직이게 하며 한 사람의 삶을 형성하는 핵심적인 요소를 빠뜨리고 있기 때문에 실패로 이어질 것이 뻔합니다. 그 핵심적인 요소란 바로 **'관계'**입니다!

다윗 왕은 이렇게 고백했습니다. "내가 나의 완전함에 행하였사오며 … 여호와여 나를 판단하소서. 내가 주의 진리 중에 행하여…"(시편 26:1, 3). 우리가 앞에 인용한 것 같이 그 구절을 부분적으로 살펴본다면, 우리는 진리가 삶과 함께 어우러져야 한다는 중요한 맥락을 지나치게 됩니다. 하나님의 진리는 항상 중심으로 우리를 향해 최고의 유익을 베푸시는 사랑의 하나님으로부터 주어진다는 사실을 기억해야 합니다. 3절 전체를 살펴봅시다.

"나는 주님의 한결같은 사랑을 늘 바라보면서 주님의 진리를 따라서 살았습니다"(시편 26:3, 새번역).

다윗은 한결같은 하나님의 사랑과 그분과의 인격적 결속을 끊임없이 인식하고 있었던 것입니다. 그는 하나님의 진리를 자기의 자녀를 돌보는 사랑하는 아버지라는 맥락 속에서 보고 있었습니다. 그는 후에 이렇게 기도했습니다. "여호와여 주의 도를 내게 가르치소서. 내가 주의 진리에 행하오리니 일심으로 주의 이름을 경외하게 하소서"(시편 86:11). 그는 알았던 것입니다. "내게 향하신 주의 인자하심이 크사"(시편 86:13). 다윗은 하나님을 알고 사랑하는 것과 사랑하시는 아버지를 기쁘게 해 드리는 방식으로 사는 것 사이에 직접적인 관계가 있다는 것을 알았습니다. 그는 자신의 의로운 삶은 그를 향한 변함없는 하나님의 사랑에 의해 힘을 얻게 된다는 것을 깨달았던 것입니다. 사도 요한은 그 힘을 발견하고 이렇게 고백했습니다. "우리가 사랑함은 그가 먼저 우리를 사랑하셨음이라"(요한일서 4:19).

앞에서 언급한 것과 같이, 믿음이 우리의 가치관을 형성하고 우리의 가치관은 우리의 행동을 만들어 낸다는 것은 사실입니다. 그러나 우리 모두는 우리가 하나님과 우리 자신과 모든 삶에 대해서 믿는 것을 우리의 관계적 경험을 통해 해석하는 것이 현실입니다. 의로운 행동은 하나님의 진리(믿음과 가치관)를 받아들이는 데서 나오며, 이 모든 것을 할 수 있는 힘은 변함없는 하나님의 사랑(관계)으로부터 나온다는 것을 다윗 왕은 제대로 알고 있었습니다.

당신의 자녀들이 배워 온 모든 것은-그것을 어떻게 배웠든지 그들이 아는 모든 것은-누군가 혹은 그 무엇인가와의 관계로부터 온 것입니다. 우리가 그렇게 생각하지 않을 때가 많지만, 우리 각자가 어떤 사람인가는 상당부분 우리가 누구와 어떻게 관계를 맺었는가의 직접적인 결과입니다. 그리고 우리의 믿음-우리의 세계관이 형성되는 것도 바로 그 관계로부터입니다. 사랑하는 관계는 당신의 자녀들의 행동을 만들어 내는 가치관을 형성하는 믿음이 자라나는 비옥한 토양입니다(도표 참조).

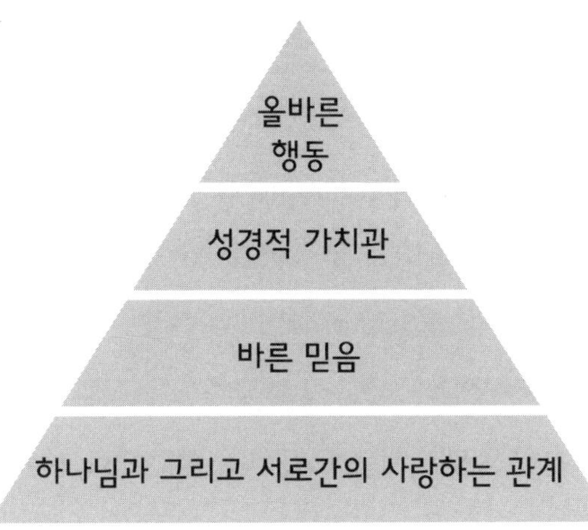

올바른 믿음, 가치관, 행동을 발전시키는 데 관계가 왜 그렇게 중요할까요? 그것은 우리가 그렇게 창조되었기 때문입니다. 우주의 창조주이신 관계의 하나님께서 당신의 형상에 대한 확실한 표시 혹은 구별되는 특성을 우리 각 사람 안에 깊숙이 심어 두셨는데, 바로 그것이 사랑의 관계를 맺을 수 있는 능력이 됩니다. 우리는 성경을 통해서 이것을 알 수 있습니다(창세기 1:26~27). 그리고 최근에는 의학이 뇌의 구조의 성장에서 그 사실을 입증했습니다.

몇 해 전에 다트머스의학대학(Dartmouth Medical School)은 젊은 사람들에 대한 한 과학적 연구를 수행했습니다. "연결을 향한 구조화(Hardwired to Connect)"라고 불렸던 이 프로젝트는 260명 이상의 젊은이들에 대한 연구를 분석한 것이었습니다. 그 연구보고서는 그들이 분석한 전체 연구의 100%에서 아기가 태어나는 순간부터 그 뇌는 신체적으로, 생리적으로, 화학적으로 다른 사람과의 관계에 연결되도록 구조화되어 있다는 것입니다.[2] 이것은 매우 존경받는 UCLA 의과대학의 앨런 쇼어(Allen Schore) 박사가 다음과 같이 말한 이유이기도 합니다. "우리는 애착을 형성하도록 타고났다. 우리의 뇌는 언어를 배우기 전에 정서적 소통을 통해 다른 사람과 나란히 성장하도록 신체적으로 구조화되어 있다."[3] 우리는 관계를 맺으시는 하나님의 형상으로 창조되었기 때문에 그것은 전혀 놀라운 것이 아닙니다. 아직 우리는 너무 자주 사랑의 관계를 도외시한 채 규율과 진리만을 전달하려고 합니다. 우리는 앞의 두 목사들처럼 "진리를 선포한다. 오직 진리만을."

에베소서에서 사도 바울은 "오직 사랑 안에서 참된 것을 (말)하라."(에베소서 4:15)고 말했습니다. 진리는 항상 사랑하는 관계의 맥락 가운데서 가르쳐지도록 설계되었습니다. 바울은 말했습니다. "우리가 이같이 너희를 사모하여 하나님의 복음뿐 아니라 우리의 목숨까지도 너희에게 주기를 기뻐함은 너희가 우리의 사랑하는 자 됨이라"(데살로니가전서 2:8). 바울은 "오직 진리(truth only)" 접근법을 고집하고 있지 않습니다. 그는 자기가 사랑하는 사람들과의 사랑의 관계라는 맥락에서 가르치고 있습니다. 그럴 때에 진리가 뿌리를 내리고 사람들의 행동이 변화되는 것입니다.

사실상, 건강한 관계가 없이는 믿음이나 가치관, 올바른 행동을 주입하려는 모든 시도는 효과를 기대할 수 없습니다. 인격적인 사랑과 관심이라는 필수적 요소가 결여되어 있기 때문입니다. 하나님께서 한 사람으로 하여금 올바른 도덕적 선택을 하도록 돕기 위해 사용하시는 것은 당신의 인격적인 사랑과 관심입니다. 그것이 바로 관계가 결여된 진리가 거부당하기 쉬우며, 관계가 결여된 훈육이나 규율이 분노와 화를 불러 일으키기 쉬운 까닭입니다. 그러나 당신이 사랑하는 관계라는 맥락 안에 진리를 가져다 놓을 때는 거의 언제나 긍정적인 반응을 얻게 됩니다. 다윗 왕은 왜 하나님의 진리를 따라 살았습니까? 그가 항상 하늘 아버지의 "변함없는 사랑"–사랑하는 관계라는 맥락 안에서 진리를 인식했기 때문입니다.

보는 것이 믿는 것이다

사랑하는 관계라는 맥락 속에서 섹스에 관하여 무엇이 옳고 무엇이 그른지를 우리 자녀들에게 가르치는 것은 꼭 필요합니다. 우리 젊은이들은 필시 그들의 행동을 바로잡을 필요가 있을 것입니다. 음란물을 피하고, 성적 충동을 이겨내며, 순결과 신실함이라는 울타리를 지켜 살며, 하나님께서 정의하신 대로 사랑을 표현하도록 말입니다. 그들이 당신의 변함없는 사랑을 느낄 때, 그러한 가르침에 대해 훨씬 더 수용적이 될 것이며 실제로 그에 따라 살 수 있는 힘을 얻게 될 것입니다. 그러나 그들이 당신의 사랑을 느끼는 것만으로는 부족하며, 그들은 목전에서 그대로 이루어지는 삶을 필요로 합니다.

사도 요한이 말하였습니다. "자녀들아 우리가 말과 혀로만 사랑하지 말고 행함과 진실함으로 하자"(요한일서 3:18). 우리 자녀들이 우리의 믿음을 받아들이고, 우리의 가치관을 채택하며, 올바른 도덕적 선택을 하기 위해서는 우리의 삶에서 그 진리가 이루어지는 본보기를 보아야 할 필요가 있습니다.

우리(조시와 도티)는 우리 자녀들에게서 좋지 못한 태도나 잘못된 행동을 보았을 때는 물론 아이들을 바로잡았습니다. 그러나 우리가 알게 된 것은 우리 아이들이 매우 중요한 세 가지 질문에 대해 긍정적인 답을 얻지 못한다면 우리의 노력이 별로 효과가 없다는 것입니다. 그들의 대답은 우리가 바람직한 본보기인지 아닌지를 우리에게 말해 줍니다. 그래서 내(조시)가 켈리에게서 반드시 지적받아야 할 잘못된 행동을 보았을 때, 나는 세 가지 질문을 던지곤 합니다.

1. "켈리, 내가 널 사랑하는지 알지?"

2. "내가 네 엄마를 사랑하는지 알지?"

3. "네가 결혼을 하게 될 때, 내가 지금 너의 엄마와 너희들과 가지고 있는 사랑과 섹스와 가정생활을 너도 갖고 싶니?"

켈리가 이 질문에 대해 모두 "네!"라고 대답을 한다면 나는 그녀를 인도할 수 있는 아주 좋은 위치에 왔다는 것을 압니다. 나는 이렇게 이야기할 수 있습니다. "켈리, 네가 지금 하는 행동은 나중에 너에게서 내가 지금 나의 결혼생활에서 누리고 있는 것들을 빼앗아갈 수 있어." 나의 딸은 자기가 믿을 만한 관계의 본보기를 보았기 때문에, 나의 가르침에 대해 훨씬 더 수용적인 태도를 가질 수 있었습니다. 우리 자녀들이 그것을 보지 못한다면, 그들이 믿고 받아들이기가 힘들 것입니다.

사도 바울은 말씀했습니다. "형제들아, 너희는 함께 나를 본받으라. 그리고 너희가 우리를 본받은 것처럼 그와 같이 행하는 자들을 눈여겨 보라"(빌립보서 3:17). 여기서 '본'은 헬라어로 '투포스(tupos)'인데, 물건을 복사하거나 복제할 때 사용하는 견본이나 모형을 의미합니다. 당신과 우리의 삶은 우리 자녀들이 따라야 할 본이 되어야 합니다. 물론 우리는 완전한 사람들이 아닙니다. 사실상 완벽한 부모 같은 것은 존재하지 않습니다. 하지만 우리의 불완전함에도 불구하고 우리는 겸손의 본을 보일 수 있고, 우리가 잘못할 때에 용서를 구하는 사람이 될 수 있습니다.

나(도티)는 조시와 내가 아이들에게 들릴 만한 거리에서 심하게 말다툼을 했던 때를 기억합니다. 말다툼을 하다가 한 순간 조시가 완전히 흥분했습니다. 그는 서류철을 책상 밑으로 던져 버리더니 소리를 질렀습니다. "나 나간다!" 그러더니 문을 쾅 닫고는 차를 몰고 나가 버렸습니다. 가족들 중 이 광경을 본 다른 사람은 아무도 없었습니다.

하지만 오래지 않아 그는 집으로 돌아왔습니다. 그는 가족들을 모두 불러 모았습니다. 모든 자녀들 앞에서 그는 자기가 얼마나 잘못했는지를 이야기했습니다. 그는 나의 감정을 상하게 해서 미안하다고 말하면서 나의 용서를 구했습니다. 그리고는 아이들에게 돌아서서 자기가 그들의 엄마에게 얼마나 잘못된 행동을 했는지 이야기하면서 아이들에게 용서를 구했습니다. 자, 조시의 앞선 행동은 완전한 본보기와는 거리가 먼 것이었지만, 그렇더라도 그는 실수를 저질렀을 때 어떻게 해야 하는지에 대해서는 훌륭한 본보기가 된 것입니다.

믿기 힘들겠지만, 당신의 자녀들은 당신에게서 올바른 삶의 본을 보는 것과 마찬가지로 당신이 실수하고 겸손하게 용서를 구하는 것도 볼 필요가 있습니다. 바울은 자신이 어떻게 다른 사람들을 하나님께로 이끌었는지를 설명합니다. "그 일은 말과 행위로 … 이루어졌으며"(로마서 15:18, 19). 관계의 맥락에서 우리가 말하는 진리와 본보기로서 우리의 삶 모두가 있어야 합니다. "자녀들아, 우리가 말과 혀로만 사랑하지 말고 행함과 진실함으로 하자"(요한일서 3:18).

아버지와의 관계, 혹은 그것의 결여

존스홉킨스의과대학(Johns Hopkins Medical School)은 그 학교를 졸업한 1,337명의 의사들에게 한 연구를 의뢰했습니다. 그들이 관심을 가진 것은 특별한 건강상태와 질병의 요인으로서 어린 시절의 가족관계였습니다. 연구의 결과는 정신질환과 주요 암은 명백하게 부모 중 한 쪽, 특별히 아버지에 대한 친근감의 결여와 관련이 있음을 드러냈습니다.[4]

그 연구결과를 접했을 때, 나는 충격을 받았습니다. 나는 존스홉킨스의과대학에 전화를 걸어 그 연구의 담당자와 통화를 했습니다. 나는 아버지에 대한 친근감의 결여가 왜 그렇게 중요한 요인이 되는지에 대해 알고 싶었습니다. 연구 담당자들이 왜 그런 결과가 나왔는지 나를 이해시키는 데는 채 3분도 걸리지 않았습니다. 그들의 이야기는 아버지와의 관계가 제대로 이루어지지 않은 사람은 삶에 있어서 스트레스를 더 많이 받는 것으로 보이며, 스트레스가 그러한 질환들에 있어서 일차적인 요인이 된다는 것이었습니다.

이 연구와, 비슷한 여러 연구들은 지난 1980년대 초반과 중반에 걸쳐 획기적인 발견들이었습니다. 그에 뒤따른 많은 연구들은 앞선 연구의 전철을 따라 인간관계와 신체적 건강 사이에 서로 관련이 있다는 결론을 보여 주었습니다. 최근에 《타임(*Time*)》지 2012년 2월호에는 다음과 같은 기사가 실렸습니다.

연구결과들은 친근한 사회적 관계망을 가지고 있는 사람들은 그렇지 않은 사람들에 비해 혈압이 낮게 나타나고, 스트레스 호르몬의 분비도 적으며, 강력한 면역체계를 갖고 있다는 것을 보여 주었습니다. 2010년에 브리검영대학교(Brigham Young University)의 과학자들은 30만 명 이상으로부터 수집된 자료들을 분석했습니다. 그들은 사회적 연결망이 빈약할 경우 조기사망의 위험이 습관적 흡연의 경우와 비슷한 정도로 높아지며, 비만의 경우보다는 오히려 높게 나타난다는 것을 밝혀냈습니다.[5]

아이들은 신체적으로, 영적으로, 정서적으로, 관계적으로 건강하게 성장하기 위해서 엄마 아빠와의 사랑의 관계가 필요하며, 이것은 또한 올바른 선택으로 이끌기도 합니다. 그리고 아버지와의 관계는 필수적입니다.

결혼과 가정의 문제를 연구하는 사회학자 마리아 케팔라스(Maria Kefalas)는 『내가 지킬 수 있는 약속: 왜 가난한 여자들은 결혼보다 엄마가 되는 것을 더 중시하는가?(Promises I Can Keep: Why Poor Women Put Motherhood Before Marriage)』라는 제목의 저소득층 어머니들에 관한 중요한 책의 집필에 참여했습니다. 그녀는 이렇게 말합니다. "여자들은 항상 내게 '내가 아이에게 엄마 아빠 노릇을 다 할 수 있어요.'라고 말하지만, 그것은 사실이 아니다. 아버지 없이 자란다는 것은 아이에게 깊은 심리적 영향을 끼친다. 엄마에게는 그 남자가 필요 없을지 모르지만, 그녀의 자녀들에게는 꼭 필요하다."[6]

컬럼비아대학(Columbia University)은 친부모 슬하의 가정과 편모 슬하의 가정이 각각 십대청소년의 마약, 음주 및 폭력 가담에 어떤 영향을 미치는가에 대한 광범위한 연구를 수행했습니다. 이 연구의 결과는 편모 슬하에서 자라난 아이가 마약이나 음주 및 폭력에 가담하는 비율이 친부모 슬하에서 자라난 아이에 비해 30% 가량 높은 것으로 나타났습니다.[7] 가정 안에서 엄마와, 특별히 아빠와의 관계는 아이가 어떻게 행동하는가에 있어서 뚜렷한 차이를 가져옵니다.

하나님께서는 우리를 관계적인 존재로 설계하셨습니다. 우리는 누구나 어머니와 아버지의 변함없는 사랑과 다른 이들의 지속적인 우정이 필요합니다. 그리고 만일 우리가 그러한 관계의 연결을 가지지 못한다면, 우리는 그 결과로 고통을 당하게 되는데, 특별히 아버지와의 관계가 결여될 때 그렇습니다.

우리는 아버지들이 자기 자녀들과 깊은 관계의 연결을 형성해야 할 필요에 대해 특별히 강조해 왔습니다. 이것은 남자들이 엄마들에 비해 자녀들과의 관계에 대해 열망이 적다는 이야기가 아니라, 대개 남자들이 어떻게 해야 하는지를 직감적으로 잘 모른다는 것입니다. 그것이 우리가 책 한 권에 '아버지와의 관계(The Father connection)'라는 주제를 몽땅 쏟아 부은 이유이기도 합니다. 우리는 아들딸들과 깊은 차원에서 보다 좋은 관계를 형성할 수 있도록 아빠들을 도와주고 싶었습니다. (『나도 아버지를 닮고 싶어요, *The Father Connection*, 예영커뮤니케이션』를 구해 읽기를 권한다.) 그러나 자녀들이 아버지를 향해서 울부짖고 있다는 사실이 어머니들에게 부정적인 그림자로 비추어져서는 안 됩니다.

대부분은, 연구결과와 우리의 관찰은 엄마 당신들이 잘해 오고 있다는 것을 보여 줍니다. 자녀들 대부분은 여러 가지 면에서 엄마의 존재를 당연하게 여깁니다. 그들은, 엄마는 당연히 자기들을 위해 있어 주고, 자기들의 이야기를 들어 주고, 함께 아파하고, 공감해 줄 것이라고 느낍니다. 하지만 아빠에 관한 한 문제가 다릅니다. 아이들은 대개 아버지에게서는 그러한 똑같은 안정감을 느끼지 못합니다. 그리고 그것은 그들에게 부정적으로 작용합니다. 들으려고 하기만 한다면, 대부분의 아버지들은 자기 아내에게서 많은 것을 배울 수 있습니다.

당신이 만일 편모(싱글 맘)라면, 이 말을 해 주고 싶습니다. 당신은 자녀들을 위해 스스로 생각하는 것보다 훨씬 더 잘하고 있습니다. 하지만 당신은 자녀들 앞에서 여자의 사랑으로 남자를 대신하거나 남자의 사랑으로 여자를 대신하여 본을 보일 수는 없습니다. 그러나 당신은 하나님께서 주시는 모든 보살핌과 사랑과 도우심을 가지고 당신의 자녀들을 위해 그 자리에 있을 수 있습니다. 자녀들은 당신이 고생하는 것을 알 것이고, 당신이 매일매일 무진 애를 쓰고 있다는 것을 어떻게든 알 것입니다.

그리고 이 점을 고려하기 바랍니다. 당신 자녀의 아버지가 가까이 있지 않거나 아빠로서 적합하지 않다면, 다니고 있는 교회 안에 당신의 자녀에게 크리스천 남성으로서 긍정적인 롤 모델이 되어 줄 수 있을 만한 성숙하고 신실한 남자들을 찾아보십시오. 어쩌면 다른 아빠가 가족 외출에 당신의 자녀를 데리고 가거나 친구가 되기 위한 특별한 노력들을 해 주고 이야기 상대가 되어 줄 수도 있을 것입니다. 한 아이의 인생에 있어서 아버지의 역할은 지대한 영향을 미칩니다. 그러니 아빠가 없는 가정에서는, 당신의 자녀에게 바람직한 롤 모델로 섬겨 줄 친구를 통해 이 빈 공간을 채우는 노력을 하는 것이 현명한 일입니다.

그리고 모든 엄마들에게 드릴 말씀입니다. 당신은 어느 누구보다도 당신의 자녀들이 자기 아버지를 어떻게 보느냐를 결정합니다. 당신은 자녀들을 향한 사랑에 있어서 아빠를 지원할 수도 있고, 아니면 아빠의 권위를 떨어뜨리고 아이들의 눈에 무능하게 보이도록 만들 수도 있는 막강한 힘을 가지고 있습니다. 당신의 남편이 아버지 노릇을 해 보려고 할 때 격려해 주십시오. 그는 당신의 격려가 필요합니다. 남편에게나 자녀들에게나 힘이 되는 말을 해 주십시오. 그는 자신이 알고 있는 것보다 더욱 당신을 필요로 합니다. 그러므로 인내와 지혜가 필요하며, 자녀들을 위해 제 자리를 지키도록 계속 격려해 주어야 합니다.

최근에 자녀들을 껴안아 주었는가?

당신의 자녀가 십대에 접어들게 되면 그들은 엄마나 아빠의 신체적, 감정적 애정 표현을 좋아하지 않을 수 있습니다. 하지만 그들의 일생 그 어느 때보다도 변함없는 부모의 사랑을 경험하는 것이 더욱 더 필요한 때가 바로 십대 시절입니다.

한 어린 소녀가 아버지의 낡은 옷을 걸치고 계시지 않는 아버지에 대한 노래를 지었습니다. 그녀는 다른 아버지를 꿈꾸고 있었는데, 그 아버지는 절대로 자기를 버리지 않고 꼭 안아 주는 아버지였습니다.

그 어린 소녀는 자라서 "상처 입은 마음의 고백(Confessions of a Broken Heart)"이라는 제목으로 그 곡을 앨범에 수록했습니다. 그녀는 영화에도 출연했는데, 감옥에 드나들고 중독 치료 프로그램에 참가하는 등 "마음을 잡기 위해" 몸부림치는 모습을 연기했습니다. 배우이며 작곡가 겸 가수, 그리고 뮤지컬 배우인 린제이 로한(Lindsay Lohan)의 굴곡진 삶의 이면을 들여다 보면, 아버지의 사랑을 찾아 헤매는 한 소녀를 볼 수 있습니다.

비범한 재능을 가진 다섯 살의 꼬마가 네 명의 형제들과 연습을 하고 있었습니다. 그 노래하는 형제들은 곧 있을 텔레비전 특별 쇼를 위해 연습하고 있었습니다. 그들의 아버지가 한 곡을 연습시키고 있었는데, 형제들이 자기 파트를 제대로 부르지 못했습니다. 다섯 살짜리 꼬마는 아버지의 설명이 필요했습니다. 그래서 아버지에게 질문을 하려고 아빠를 불렀습니다. "아빠!" 그 순간 아빠는 그의 말을 중지시키고는 단호하게 말했습니다. "난 지금 너희 아빠가 아니다. 난 너희 매니저야. 그걸 절대 잊지 말아!" 그리고 마이클 잭슨(Michael Jackson)은 그 말을 결코 잊지 않았습니다.

그가 죽기 몇 해 전 마이클 잭슨은 그가 새로 설립한 어린이 구호(Help the Children)재단을 홍보하기 위해 옥스퍼드대학(Oxford University)에서 약 800명의 학생들에게 연설을 했습니다. 15분 정도 설명을 해 나가던 그는 주체할 수 없는 울음을 터뜨리기 시작했습니다. 몇 분이 지나 평정을 되찾은 그는 혼잣말을 하듯이 말했습니다. "난 단지 아빠를 원했습니다. 내게 사랑을 보여 주는 아버지를 원했습니다. 하지만 나는 아버지가 '마이클, 난 널 사랑해'라고 말하는 걸 한 번도 들어본 적이 없습니다."[8]

성공이나 인기보다도, 또래의 수용이나 그들이 꿈꿀 수 있는 어떤 것보다도 당신의 자녀들은 당신이 "변함없는 사랑"을 가지고 자기들을 위해 자리를 지켜 준다는 것을 알고 싶어 합니다. 그것은 당신이 규율을 던져 버리거나 보호와 보살핌의 울타리를 낮추라는 의미가 아닙니다. 자녀들을 향한 당신의 사랑이라는 힘이 올바른 도덕적 선택을 만들어 내는 요인이 될 것입니다.

당신이 이 글을 읽은 후에, 당신의 자녀나 십대청소년에게 가서 꼭 껴안아 놀라게 해 주십시오. 팔을 벌려 그들을 껴안고 "사랑한다."는 말을 들려 주십시오. 그리고 날마다 자녀들이 당신의 사랑을 본보기로 볼 수 있도록 그들 앞에서 힘쓰십시오. 그렇게 하게 되면, 당신이 "변함없는 사랑"으로 그들을 위해 자리를 지킨다는 것을, 자녀들이 느낀다는 것을 확신하게 될 것입니다. 당신의 사랑하는 관계는 자녀들에게 옳은 것을 믿고, 올바른 가치관을 받아들이며, 올바르게 살 힘을 줄 수 있습니다.

물론 말하기는 행하는 것보다 쉽습니다. 부모와 크리스천 지도자로서 우리는 우리 자녀들 한 사람 한 사람과 좋은 관계를 형성하는 것이 매우 중요하다는 것을 잘 알 것입니다. 하지만 어떻게 그것을 할 수 있는가는 또 다른 이야기이며, 그것은 책으로 몇 권이 될 수도 있습니다. 그러나 그 필요성을 강조만 하는 것보다는, 관계 형성의 기본적인 것들을 제공해 드리는 편이 나을 것입니다. 우리가 다음 장에서 나누고자 하는 내용은 상당부분 『당신의 자녀에게 영웅이 되는 법(*How to be a Hero to Your Kids*)』에서 가져온 것입니다. 우리가 그 책을 쓴 이후에 우리 자녀들이 성장하고 자신의 가정을 꾸리기 시작했습니다. 그래서 우리는 우리가 실행에 옮기고자 시도했던 관계 형성의 벽돌 쌓기가 어떤 효과가 있었는지 그들에게 묻기도 하면서 나눌 수 있었습니다. 다음 장으로 계속됩니다.

 못받히는호기심, 솔직한 대답

일곱 개의 A:
관계를 형성하는 블록

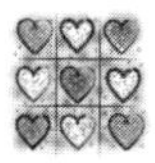

"좋아요, 그럼 내가 내 자녀들과 제대로 된 관계를 맺기만 하면, 걔들이 올바른 행동을 하고, 바른 선택을 하고 내가 자랑스러워할 만한 삶을 살 거라는 걸 보장하세요."

우리가 보장할 수 있다면 좋겠습니다. 자녀들과 관계를 맺는 최선의 조언을 따르기만 하면 당신의 자녀들이 영원히 마음의 상처와 그릇된 선택으로부터 보호받고 참된 행복만 가득할 것이라고 우리가 자신 있게 말할 수 있다면 얼마나 좋을까요. 하지만 그럴 수는 없습니다.

당신이 최선의 노력을 다한 후에도 당신의 자녀들이 여전히 당신과 그 가치관을 거부할 수 있을 것입니다. 그러나 우리는 이렇게 말할 수 있습니다. 당신이 자녀들과 건강한 관계를 형성하기 위한 모든 노력을 다하고 섹스에 관한 지혜로운 정보들을 제공했다면, 기회는 훨씬 더 많아진 것입니다. 올바른 조치를 취함으로써 당신은 적이 그들 앞에 매설해 놓은 성적 지뢰밭을 성공적으로 통과할 수 있는 싸움의 기회를 당신의 자녀들에게 제공하고 있는 것입니다.

다음에 나오는 내용은 우리가 "일곱 개의 A: 관계를 형성하는 블록"이라고 부르는 것을 간단하게 요약한 것입니다. 이것들을 적용하면 자녀들은 당신이 진정으로 관심이 있다는 것을 느끼고 알게 되기 때문에 당신이 말하는 것을 더 잘 받아들이게 될 것입니다.* (*각각의 A에 대해 제대로 이해하려면 『당신의 자녀들에게 영웅이 되는 법』을 읽어보기 바란다.)

1. 접근(Approach): 당신의 자녀들의 세계에 접근하십시오.

"조시, 소용이 없던데요." 한 아버지가 내게 한탄을 늘어놓았습니다. "내가 아들하고 함께 시간을 보냈는데, 완전히 실패였어요."

"함께 무엇을 했지요?" 내가 물었습니다.

"글쎄요, 내가 골프를 좋아해서요." 그가 말했습니다. "그래서 아이를 골프장에 데리고 갔는데, 완전히 재앙이었어요."

"댁의 아들이 골프를 좋아하나요?" 내가 물었습니다.

"아니요. 하지만 전 무지 좋아하지요." 그의 대답이었습니다.

이 아버지는 골프라는 자기 자신의 세계-아들은 좋아하지 않는 세계-로 아들을 데리고 갔고, 그 결과는 재앙이었습니다. 왜 그랬을까요? 아들은 아버지가 생각하는 것은 오로지 "아빠가 하고 싶은" 것밖에 없다는 것을 알았기 때문입니다. 반대로, **우리가 우리 젊은이들의 세계에 접근하려고 할 때는, 그들에게 "나는 너와 네가 좋아하는 것에 관심이 있단다."라고 말해야 합니다.**

저는 맥도웰 부부의 장녀인 켈리(Kelly)입니다. 지금은 결혼하고 자신의 직업을 가진 사람으로 우리 부모님께서 어떻게 나의 세계에 들어오셨는지 돌아보게 되네요. 우리 세 자녀들은 한때 모두가 각기 다른 팀에서 축구를 했던 것을 기억합니다. 어떤 때는 일주일에 시합이 여섯 번씩 열리기도 했어요. 우리 엄마는 시합마다 우리를 태워다 주셨습니다. 엄마로서 그게 어떻게 재미있었겠는지 저는 상상할 수가 없어요. 하지만 우리가 시합이나 연습을 위해 출발할 때마다, 엄마는 항상 "자! 오늘도 축구가 있구나. 난 너희들 응원하는 게 얼마나 재미있는지 모른다."고 말씀하셨어요. 그것은 확실히 엄마가 우리에게 우리가 좋아하는 일에 관심이 깊으시다는 걸 말해 주었지요.

또 하나 기억하는 건 제가 스노보드에 푹 빠져 있을 때 일이에요.

새로 산 스노보드를 타 보기 위해서 아빠가 저와 여동생을 스키장에 데리고 가셨어요. 아빠는 스키를 타시지 않기 때문에 우린 그저 아빠가 보시기만 할 걸로 생각했습니다. 그런데 얼마 후에 우리가 리프트를 타고 올라가는데, 아빠가 꼭대기에 올라가 계신 거예요. 전 입이 쩍 벌어졌습니다. 아빠는 평생 스키를 타 보신 적이 없지만, 우리를 놀래 주고 싶으셔서 우리하고 같이 내려가려고 꼭대기까지 올라가신 거예요. 그 일은 항상 제게 큰 자극이 되었습니다. 다행스럽게도 그날 아빠는 다리가 부러지지 않으셨고요, 하지만 그 일은 저와 동생에게 정말 많은 것을 시사해 주었습니다. 아빠는 우리의 세계로 접근해 오셨고, 그것은 아빠가 진짜 우리를 생각하신다는 걸 말해 주었지요.

'십대의 의도하지 않은 임신을 막기 위한 국가적 캠페인(The National Campaign to Prevent Teen Unplanned Pregnancy)'은 부모들에게 이렇게 호소합니다. "아이들이 관심을 갖는 일에 관심을 갖고 지지해 주십시오. 아이들의 운동경기를 관람해 주고, 그들의 취미가 뭔지 알아봐 주고, 아주 작은 일이라도 그들의 성취에 열광을 보내 주십시오. 아이들의 삶에서 일어나고 있는 일에 관심이 있고 알고 싶어 한다는 것을 보여 주는 질문을 던져 주십시오." 그리고 그렇게 할 때, 아이들이 마음을 열어 당신의 말에 귀를 기울이고, 당신의 가르침을 받아들이며,

당신을 본받으려고 할 것입니다.

2. 받아들임(Accept): 당신의 자녀를 받아들이십시오.

그 일은 마치 꿈속에서 일어난 일 같았습니다. 나(도티)는 차 앞덮개에서 김이 솟아오르고 찌그러진 차체가 둘러싼 한 가운데에 아무 말 없이 앉아 있었습니다. 내가 다쳤나? 누구 다친 사람은 없나? 아빠의 차를 폐차시킬 정도로 망가뜨렸던 그때 나는 열여섯 살이었습니다.

당연히 나는 아빠 차를 그렇게 심하게 망가뜨린 일을 아빠에게 말씀드릴 일이 걱정이었습니다. 아빠가 어떻게 말씀하실까? "도로시, 세상에 이게 무슨 짓을 한 거냐?" 아니면 "너 길이나 제대로 보고 운전을 한 거니?" 아니면 "도대체 얼마나 속도를 낸 거냐?" 아니면 "얘야, 너 이 차가 얼마짜린 줄이나 아니?" 하지만 아빠는 그런 말은 한 마디도 하지 않으셨습니다. 아빠의 입에서 나온 첫 마디는 이런 말이었습니다. "오 도로시, 네가 다치지 않아서 정말 다행이구나!" 또 다시 또 다시 아빠는 내가 무사해서 기쁘다는 말씀만 반복하셨습니다. 아빠는 한 번도 나를 꾸짖거나 차를 잃게 된 것을 한탄하지 않으셨습니다. 나는 아빠가 열여섯 살짜리 사고뭉치 운전수라도 나를 받아 주셨다는 것을 결코 잊을 수 없습니다.

우리가 우리 자녀들을 있는 그대로 받아들일 때, 우리는 그들에게

안정감을 주게 됩니다. 받아들인다는 것은 그들의 행동보다는 그들의 존재에 관심을 기울이는 것입니다. 당신의 자녀들이 조건에 관계없이 받아들여지고 있다고 느낄 때, 그들은 좀 더 자신을 드러내 보이게 될 것이고, 자녀들과 당신 사이의 신뢰는 더욱 돈독해질 것입니다. 성장하면서 나는 내가 있는 그대로 받아들여진다는 것을 느꼈습니다. 그리고 그것은 내 안에 무슨 일이 일어난다고 해도 나는 사랑받을 것이라는 안정감을 만들어 냈습니다.

사도 바울은 "그리스도께서 우리를 받아 하나님께 영광을 돌리심과 같이 너희도 서로 받으라"(로마서 15:7)고 말씀했습니다. 그러면 그리스도께서 어떻게 당신을 받아들이셨습니까? 무조건적으로, 그렇습니다. 당신이 어떤 상태에 있든지, 있는 그대로 받아들이셨습니다. 물론 하나님께서는 당신이 잘못된 길에서 돌아서서 올바른 선택을 하기를 원하십니다. 그러나 당신의 실수가 하나님께서 당신을 사랑하고 받아들이시는 데에 아무런 영향을 끼치지 못하는 것은 당신이 그분의 아들이며 딸이기 때문입니다. 그것이 당신에게 경이로운 안정감을 주지 않습니까? 하나님 아버지를 알면 심판에 이르지 않는다는 사실을 알기 때문에 하나님께 이야기하는 것이 더 쉬워지지 않습니까? 당신이 자녀들을 조건에 관계없이 받아들인다는 것을 점점 더 나타내보이게 되면, 그들도 똑같이 느낄 것입니다.

3. 시간내기(**Available**): 당신의 자녀를 위해 시간을 내십시오.

바쁘십니까? 때때로 쫓기는 듯한 느낌을 받습니까? 당신이 해야 할 일에 비해 시간이 부족하십니까? 오늘날 우리는 속도가 빠른 삶을 살고 있는 것 같습니다.

나(조시)는 정신없이 바쁜 스케줄 때문에 자녀들과 보내야 할 시간을 얼마나 많이 미루었는지 이루 다 말할 수 없습니다. "지금은 안 돼, 션, 나 지금 강의 준비를 하고 있거든. 나중에 이야기하자." "캐티, 나 지금 시내에서 약속이 있거든. … 갔다 와서 이야기하자." "헤더, 나중에 하자. 아빠 공항에 나갈 짐 싸야 하거든." "켈리, 아빠 지금 너무 피곤해. 저녁 먹고 이야기하자." 이런 식으로 말할 때마다, 나는 자녀들에게 그게 무엇이었든지 간에 그들이 내 볼일 만큼 중요하지 않다는 이야기를 한 셈입니다. 내가 지금 돌이켜 그걸 생각하면 가슴이 찢어집니다.

사랑을 우리 아이들 식으로 표기한다면, 그것은 "시간"입니다. **우리가 자녀들을 위해 시간을 낼 때, 그들에게 중요하다는 느낌을 주는 것입니다.** 우리가 아이들과의 만남을 미룰 때 우리가 그들에게 말하고 있는 것은 핵심적으로 "난 널 사랑해, 하지만 아직은 다른 일들이 너보다 우선이구나."라는 것입니다.

우리가 인생에서 모든 것을 제쳐 두고 항상 아이들이 원하는 만큼 관심을 보여 줄 수는 없습니다. 하지만 우리는 그들이 우리 인생에서 가장 소중한 존재라는 것을 알게 해 줄 필요가 있습니다. 그리고 그것을 위해 가장 좋은 방법은 시간을 내주는 것입니다.

저는 맥도웰 가족의 아이들 중 넷째인 캐티(Katie)입니다. 우리 아빠는 집을 떠나 여행하는 시간이 많아서 우리에게 시간을 내주지 못할 때가 많으셨어요. 하지만 아빠하고 전화통화는 참 많이 했던 것으로 기억합니다. 학교가 쉬는 날이나 방학 때는 아빠와 함께 거리에 나갔던 것도 기억하고요. 그리고 집에 계셨을 때는 항상 아빠가 날 데리러 학교에 오셨어요. 한번은 아빠가 날 데리고 나가서 마차를 태워 주셨고요, 바나나스플릿(역자 주: 바나나를 길게 가르고 그 속에 아이스크림, 견과류 등을 채운 디저트)을 사 주신 적도 있어요.

부모의 스케줄이 빡빡하고 꽉 차 있어도 우리 자녀들이 중요하다고 느끼게 해 줄 수 있는 방법은 있습니다. 나는 가족을 위해 시간을 내야 한다는 강한 동기가 있었습니다.

4. 긍정(Affirm): 당신의 자녀를 인정하십시오.

저는 맥도웰 가족의 자녀들 중 막내인 헤더(Heather)입니다. 고등학교 시절 저는 감정적으로 치우치는 경향이 있었습니다. 나의 감정은 불과 몇 분 사이에도 기뻤다가 슬펐다가 또 다시 기뻤다가를 반복했습니다. 어른이 된 지금도 약간은 드라마틱하긴 합니다. 하지만 엄마는 항상 저의 감정을 인정해 주셨어요. 제가 항상 감정을 올바른 방식으로 표현한 건 아니고요, 어떤 때는 완전히 잘못된 적도 있었어요. 하지만 엄마는 나를 나무라지 않으셨어요. 그저 내가 아프거나 혼란한 순간에 나를 만났을 뿐이라는 식으로 나를 인정해 주셨어요. 덕분에 저는 이해받고 있다고 느꼈지요.

우리 부모들이 자녀들의 감정을 항상 이해할 수는 없겠지만, 그들이 느끼고 있는 감정이 사실이라는 것을 인정할 수는 있습니다. 때때로 젊은 사람의 감정은 단순히 그들의 개인적인 경험이나 내적인 세계의 분출일 수도 있습니다. **감정은 그들의 현실을 대변하고**, 우리가 그 현실을 이해하고자 할 때 우리는 소통의 다리를 놓게 됩니다. **우리가 젊은이들의 감정을 인정할 때, 그들은 우리에게서 진실성을 느끼게 됩니다.** 그들의 감정을 인정하는 것은 그들에게 자신들이 타당한 감정을 지닌 소중히 여김을 받는 존재라고 말해 주는 것과 같습니다. 그리고 그들이 신이 났거나 실망한 것을 우리가 알아줄 때, 그들은 우리가 그들에게 관심을 가지고 있고 자신들이 있는 그대로 이해받고 있다는 것을 알려 주게 됩니다. 당신의 자녀들의 감정을 인정하는 것은 그들을 알아

주고, 그들에게 이해받고 받아들여지고 있다는 느낌을 받게 하는 가장 효과적인 방법 중의 하나입니다.

5. 칭찬(Appreciate): 당신의 자녀를 칭찬하십시오.

한 가정에 첫째로 태어나 할아버지와 할머니의 관심을 독차지한다는 것은 정말 대단한 일입니다. 우리 손자인 꼬마 스코티 제임스(Scottie James)가 최소한 아기 여동생 쇼나(Shauna)가 나타날 때까지 생각했던 것이지요.

아들 션(Sean)과 가까이 살았기 때문에 나(도티)는 손자 스코티를 자주 볼 수 있었습니다. 그리고 그의 여동생이 태어났을 때는 집이 가까운 것이 두 배로 기뻤습니다. 쇼나는 연약한 갓난아기였는데, 세 살 난 스코티는 예쁘다고 아기를 껴안으면서 약간은 난폭함을 보였습니다. 손자가 난폭하게 동생을 껴안았을 때 아이를 꾸짖는 대신에 내가 끼어들어서 더 부드럽게 안도록 도와주었습니다. 그리고는 손자의 손을 잡고 쇼나의 머리나 손을 토닥토닥 두드려 주도록 인도했습니다. 손자가 잘 따라했을 때 나는 과장스럽게 칭찬을 했습니다. "우와! 스코티, 할머니는 네가 아기를 잘 돌봐 주어서 너무나 자랑스럽구나!" 그 즉시 반짝이는 눈으로 미소를 지으며 고개를 끄덕이는 스코티는 마치 이렇게 말하는 듯했습니다. "고마워요, 할머니, 내가 필요한 게 바로 그거였어요."

받아들이는 것이 안정된 관계를 위한 기초라고 한다면, 칭찬하는 것은 머릿돌이라고 할 수 있습니다. **우리가 자녀들을 칭찬할 때, 그들에게 뭔가 가치 있는 말이나 행동을 했다는 생각과 느낌을 갖게 함으로써 자신이 중요한 존재라는 느낌을 주게 됩니다.** 젊은이들을 받아들이는 것은 그들의 존재와 관련된 것이라면, 칭찬하는 것은 그들의 행동과 관련되는 일입니다. 당신의 자녀들이 하는 올바른 행동을 놓치지 말고 칭찬해 주십시오. 우리가 세 딸과 아들에게서 올바른 행동을 더 많이 찾아내고 칭찬할수록, 그들이 뭔가 나쁜 일을 하는 것을 찾아낼 기회가 줄어든 것을 발견했습니다.

6. 애정(Affection): 자녀들에게 애정을 표현하십시오.

어머니라는 따뜻하고 포근한 보살핌으로 감싸인 상태로 꽉 찬 아홉 달을 보낸다는 것은 얼마나 멋진 출발인가요. 당신이 어머니의 뱃속에서 자라나는 동안 거기에서는 한 순간도 연결되어 있거나 가깝다는 느낌을 가지지 못했습니다. 세상 밖으로 태어난 후에야 당신은 어머니의 품안의 부드러운 포옹을 느꼈을 것입니다. 그 순간부터 당신과 당신의 자녀들은 애정을 갈구하게 됩니다.

사랑의 말과 따뜻한 손길을 통해서 당신의 자녀에게 애정을 표현하는 것은 그들에게 자신이 사랑받을 만한 존재라는 생각을 갖게 해 줍니다. **우리가 자녀들에게 애정을 표현해 줄 때, 그들에게 자신의 사랑스러움을 느끼게 해 주는 것입니다.** 관심과 친근감의 표현은 어떤 것이든지 자녀들에게 자신이 사랑받는다는 느낌을 갖게 함으로 정서적인 건강을 가져다줍니다. 애정은 말로나 적절한 신체적 접촉을 통해서 표현될 수 있습니다.

우리는 껴안거나, 볼에 입을 맞추거나, 어깨를 감싸 안는 등의 여러 가지 다양한 방법으로 자녀들에게 "사랑한다"는 말을 할 수 있습니다. 애정 어린 말이나 손길은 어떻든 우리를 서로 다시 연결시켜 주고 친근감을 갖게 해 줍니다. 아마도 적절한 애정표현 만큼 벽을 허물고 서로 마음을 열게 해 주는 것은 없어 보입니다. 성경말씀도 우리에게 애정표현을 가르쳐 줍니다. "너희가 거룩하게 입맞춤으로 서로 문안하라"(로마서 16:16).

7. 책임감(Accountable): 자녀에게 책임을 지게 하십시오.
저는 맥도웰 가족의 외아들인 션입니다. 나는 우리들을 받아들여 주시고, 인정해 주시고, 우리를 위해 시간을 내주시고, 칭찬과 애정으로 지속적인 관계를 세워 주신 엄마 아빠가 얼마나 고마운지 모릅니다. 하지만 또한 감사한 것은 우리에게 책임을 지게 하신 것입니다.

 똣빌리른오기심, 쏠식한 대답

저는 초등학교 시절 정말 형편없었던 것으로 기억합니다. 축구팀에 저를 싫어하는 아이들이 몇 명 있었습니다. 이유는 알 수 없지만, 어쨌든 걔들은 저를 무시했고 저는 소외감을 느꼈습니다. 그러던 어느 날 수업시간에 우리 담임 칼슨 선생님이 나의 "친하지 않은 친구들" 두 명에게 야단을 쳤습니다.

선생님이 돌아서서 칠판에 무엇인가 쓰고 계실 때, 나는 팀 동료들을 내 편으로 만들 수 있을 아이디어가 떠올랐습니다. 나는 그렇게 하면 내가 주목을 받는 아이가 되고 그 애들의 환심을 살 수 있을 것으로 생각했습니다. 그래서 나는 칼슨 선생님을 향해 가운데 손가락을 치켜 올렸습니다.(역자 주: 서양 사람들이 욕으로 하는 행동) 어쨌든 저는 바로 주목받는 아이가 되었습니다.

수업이 끝나고 나자 반 친구 두 명을 포함하여 우리 반 모든 아이들이 내 주위로 몰려들었고, 나를 마치 연예인 보듯 했습니다. 문제는 그 이야기가 저의 부모에게 흘러 들어갔다는 것입니다. 그러자 나는 바로 그 연예인 지위를 상실하고 말았지요.

우리 부모님은 나를 밖에 나가지 못하게 하거나, 밥을 한두 끼 주지 않거나, 내 방에 가두어 놓거나 하지 않으셨습니다. 부모님은 저를 앉혀 놓고 내가 한 일이 무엇이고 왜 그렇게 했는지 조용히 캐물으셨습니다. 부모님은 내가 선생님에게 한 행동이 얼마나 무례한 것인지를 알게 해 주셨습니다.

나의 잘못을 깨닫는 일은 그리 큰 일은 아니었습니다. 하지만 부모님께서 말씀해 주신 내가 해야 할 일은 대단히 큰 일이었습니다. 부모님은 내가 반 전체가 보는 앞에서 칼슨 선생님께 사과해야 하고, 또 우리 반 아이들에게도 사과해야 한다고 말씀하셨습니다. 아빠는 내가 원한다면 나와 함께 가 주시겠다고 하셨습니다. 하지만 나는 나 혼자 할 수 있다고 했습니다. 그것은 나 자신을 낮추는 경험이었습니다. 하지만 내가 배운 것은 나의 행동에 나 자신이 책임이 있다는 것이었습니다.

그리고 보너스도 얻었습니다. 나의 축구팀 동료들은 나의 사과를 자기들이 본 중에 가장 용감한 행동이라고 생각한 것입니다. 그 후로 그들은 나의 친구가 되었습니다.

우리 자녀들과 인격적 관계로 연결되기 위해서는 그들에게 인정과 수용, 애정, 시간, 그리고 그들의 세계에 접근하고자 하는 진정성 있는 노력을 보여 주어야 합니다. 하지만, 이 인격적 관계의 블록에 사랑의 경계와 울타리로 균형을 맞추어 주지 않는다면, 그들은 책임감을 배울

 못 빌려주는 호기심, 솔직한 대답

수 없을 것입니다. **우리가 자녀들에게 사랑으로 책임을 지워 줄 때, 그들에게 책임감을 갖게 해 줄 것입니다.**

책임감은 젊은이들로 하여금 안전하고 견고한 삶을 영위할 수 있도록 한도를 설정해 줍니다. 자녀들에게는 책임을 지워 주고 올바른 선택을 할 수 있도록 가르쳐 줄 부모나 관심 있는 어른들의 권위가 필요합니다.

관계는 변화를 일으킵니다.

우리 중에 진공상태에서 올바른 도덕적 선택을 하도록 가르침을 받은 사람은 아무도 없습니다. 하나님께서는 자녀들로 하여금 사랑의 관계 속에서 옳고 그른 것, 선하고 악한 것에 대한 구별을 배우도록 계획하셨습니다. 당신의 자녀에게 단순히 혼전 섹스를 해서는 안 된다고 경고하는 것으로는 충분하지 않습니다. 관계가 더 좋을수록 당신의 경고와 가르침은 더 받아들여질 것입니다. 이 책의 나머지 뒷부분은 섹스에 관한 중요한 주제들에 대한 자녀들과의 대화를 위한 힌트와 아이디어들을 다루고 있습니다. 우리는 당신이 일곱 개의 A 블록으로 형성된 사랑하는 관계의 맥락에서 그것들을 잘 나누시도록 용기를 드리고 싶습니다.

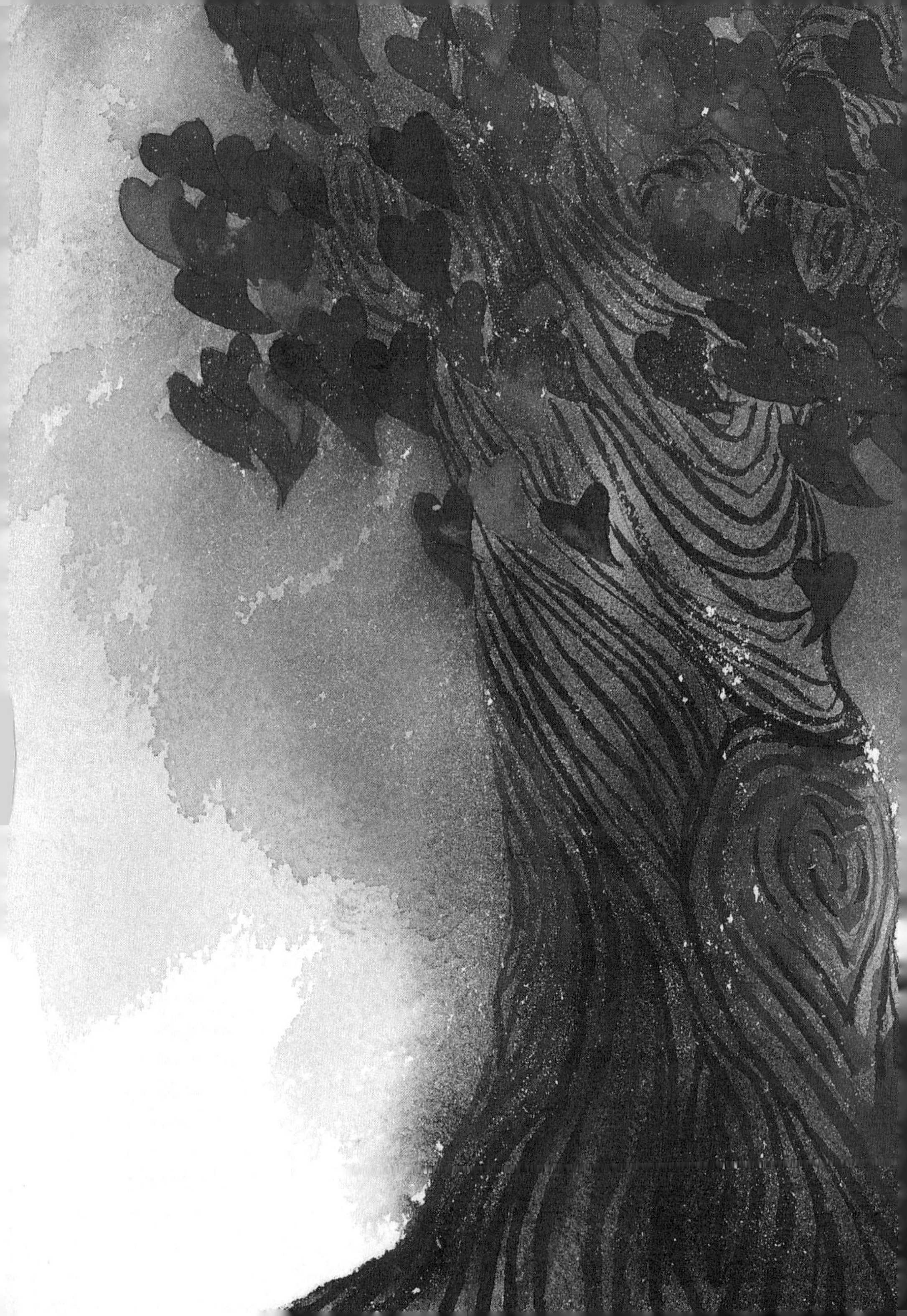

제2부
당신의 대화를 위한 조언과 아이디어

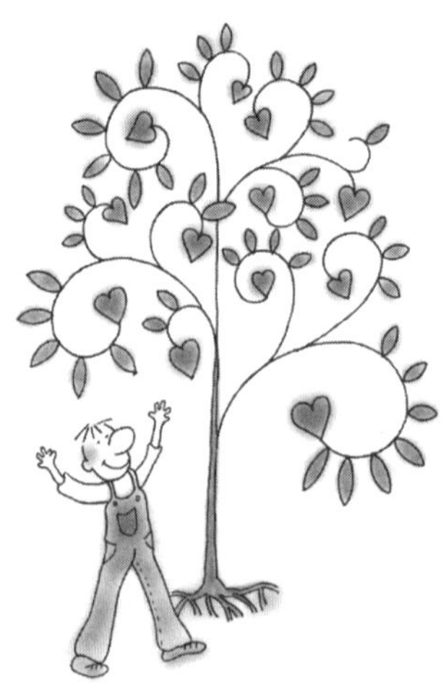

당신에게는
자녀들에게 섹스에 관한 건전하고
올바른 이해를 갖게 할 수 있는
기회가 있습니다.
그렇지 않으면
그들은 섹스에 관한
왜곡된 관점에 노출되기가 쉽습니다.

자녀의 행동에 가장 크게 영향을 미치는 것은 누구 혹은 무엇입니까?

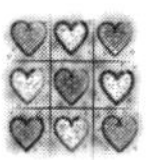

소셜 미디어 혁명 덕분에 가장 외설적이고 도착적인 음란물들이 우리 자녀들에게 노출되고 있습니다. 그것들은 1장에서 이야기했던 대로 '클릭 한 번이면' 눈앞에 나타납니다. 당신의 자녀들은 누구나 다 그런다고 말할 것입니다. 대부분은 TV나 영화가 부도덕한 것들을 부정적인 결과들을 제외한 채 재미있게 날라다 줍니다. 소셜 미디어나 전통적인 미디어가 당신의 자녀들을 향해 가지고 있는 접속가능성으로 볼 때, 그들의 행동에 첫 번째로 큰 영향력을 가지는 것은 바로 그 미디어일 것입니다.

혹은 아마도 친구들이 자녀들의 행동에 가장 크게 영향을 미치고 있는지도 모릅니다. 또래의 압력이라는 것은 대단한 힘을 가집니다. 어쩌면 테일러 스위프트(Taylor Swift, 미국의 컨트리 팝 싱어 송 라이터이자 배우, 여러 차례 그래미상 등을 수상한 대단한 아티스트이다-역자 주)나 잭 에프론(Zac Efron, 아역배우 출신으로 하이스쿨 뮤지컬 등으로 십대들에게 최고의 인기를 얻고 있는 영화배우-역자 주) 같은 스타들이나, 영화배우, 가수 혹은 운동선수 등이 그들에게 가장 큰 영향을 끼치고 있는지도 모릅니다.

당신이 놀라시겠지만, 전국적으로 실시된 한 온라인 조사에서 밝혀진 바에 의하면, 젊은이들의 45%가 부모를 자신들의 롤 모델로 여긴다고 합니다. 기성세대가 십대들에 대해 가지고 있는 고정관념을 완전히 깨뜨리는 이 조사결과는 그들 중 32% 정도가 친구들에게 기대고 있으며, 15%만이 인기인들로부터 영향을 받는다는 것을 밝혀 줍니다.[1] 실제로, 많은 연구들이 자녀들은 25세에 이르기까지는 아버지와의 사랑하고 친밀한 관계에 의해 행동의 영향을 가장 많이 받는다는 것을 보여 줍니다.[2] 이것은 어머니의 중요성을 경시하는 것은 아닙니다. 아버지의 영향력이 얼마나 강력한지를 말해 줄 뿐입니다.

몬트리올대학교(University of Montreal) 소속 CHU 성 저스틴병원연구센터(Saint-Justine Hospital Research Centre)의 연구원인 장 이브 프라피에(Jean-Yves Frappier) 박사는 "부모들은 자신들의 역할과 자기 자녀들에게 미치는 영향에 대해서 과소평가하는 듯하다."[3]고 말합니다.

그러나 슬픈 현실은 "15% 미만의 부모들만이 자녀들과 섹스에 관한 대화를 나눈다."는 조사결과입니다.[4] 하지만 십대들은 "여전히 부모가 섹스에 관한 가장 믿을 만하고 정확한 정보를 전해 주는 대상이라고 믿고 있다."고 합니다.[5] 조사결과가 보여 주는 것은 "자녀들은 부모를 선생님이나 목사 혹은 또래들 그 어느 누구보다도 더 신뢰하고 있는데도 불구하고 대다수의 부모들은 자신들의 책임을 다하지 못하고 있다. 대신에, 1940년대 이후 미국에서 또래들과 대중매체들이 섹스에 대한 일차적 정보원이 되고 있다."[6]는 것입니다.

그렇기는 하지만, 플로리다대학교(University of Florida)의 연구자들은 다음과 같이 밝힙니다. "좋은 소식은 대부분의 십대들은 우리들이 생각하는 것과는 달리 그 부모들이 하는 이야기를 듣고 있다는 것이다."[7]

한 가지 사실은 분명합니다. **'십대들은 부모에게 귀를 기울이고 있다'**는 것입니다. 때때로 그렇지 않은 것처럼 보이지만, 당신의 자녀들은 주목하고 있으며 귀를 기울이고 있다는 것입니다. 한 연구결과가 보여 주는 것은 "십대들이 섹스를 피하는 첫 번째 이유는 부모가 못마땅해하기 때문"이라는 것입니다.[8] 당신의 자녀들에 대해 이런 사실을 알고 본다면, 당신의 자녀들에게 있어서 섹스에 대한 첫 번째이자 가장 중요한 정보원은 바로 당신이라는 것이 확실해 보입니다.

저명한 목사인 마크 드리스콜(Mark Driscoll)과 그의 부인 그레이스(Grace)는 중요한 선언을 하고 있습니다. "자녀의 성교육이 종종 학교나 교회를 통해 이루어진다. 그러나 크리스천 부모라면 반드시 성에 관련된 문제에 대해서 자녀들과 이야기하는 첫 번째 사람이 되어야 한다."[9] 가정은 우리 자녀들이 섹스에 대해 배우는 장소가 되어야 합니다. 성경 말씀은 그러한 전제로부터 영향을 미치게 됩니다. "내 아들아 네 아비의 훈계를 들으며 네 어미의 법을 떠나지 말라"(잠언 1:8). **분명한 것은 하나님께서는 크리스천 부모들이 그들의 자녀들에게 제일의 성교육자들이 되기를 원하신다는 것입니다.**

당신은 부모로서 하나님께로부터 받은 당신의 자녀를 훈계할 놀라운 책임이 있습니다. 그리고 당신의 자녀들은 절실하게 당신을 필요로 합니다. 섹스에 대한 태도, 견해, 가치관, 훈계는 당신이 자녀들에게 주는 최고의 선물이 될 수 있습니다.

젊은이들이 프로그램 가운데서 자라나게 해서는 안 됩니다. 그들은 가정 안에서 자라야만 합니다. 자녀들이 어떤 "프로그램"에서 섹스에 대한 이야기를 듣기 전에, 그들은 엄마와 아빠로부터 들어야 합니다. 또 기억하실 것은 당신이 자녀들에게 섹스에 대해 이야기를 하든지 않든지 간에 다른 누군가가 이야기할 것이라는 사실입니다. 지금 바로 하십시오.

자녀들은 누구로부터
섹스에 관해 배우기를 원할까요?

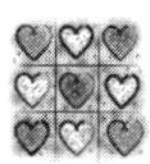

당신은 섹스가 자녀들에게 상당히 민감하기도 하고 당혹스럽기까지 한 주제여서, 부모보다는 다른 사람에게 그것에 대해 배우는 것이 더 편할 것이라고 생각할지도 모릅니다. 하지만 그렇지 않습니다.

카이저재단(Kaiser Foundation)은 다음과 같은 발표를 하고 있습니다.

의학적 연구결과와 공공보건 데이터는 어린 자녀들이 정보나 조언이나 안내를 필요로 할 때, 그들이 첫 번째로 찾는 것은 그들의 부모라는 사실을 알려 준다. 십대에 이르러서야 그들이 정보를 얻고자 할 때 친구나 미디어 혹은 바깥의 사람들을 더 의존하는 것으로

보인다.[1]

십대의 임신을 막기 위한 국가적 캠페인(The National Campaign to Prevent Teen Pregnancy)의 연구결과는 다음과 같은 결론을 내리고 있습니다. "십대들은 부모와 어린 시절부터 관계를 맺은 다른 성인들의 안내, 정보, 대화를 더 많이 원한다."[2]

고무적인 소식은 당신이 부모로서 당신의 자녀들과 일찍부터 애정 어린 따뜻한 관계를 형성한다면, 그들이 십대가 되었을 때 섹스에 관한 정보를 얻기 위해 친구들이나 미디어와 인터넷보다도 당신에게 더욱 의존하게 될 가능성이 크다는 것입니다.

대화연구소(The Talk Institute)는 "대부분의 젊은이들은 그들의 부모들이 섹스관련 정보에 대한 일차적 공급원이 되기를 바라며, 어머니와 아버지가 이 일에 있어서 책임을 함께 공유하기를 원한다."[3]는 연구결과를 발표했습니다.

미국의 한 인구통계학 연구결과는 "십대들 중 67%는 '엄마에게 A' 점수를 주고 있다. 그들은 십대의 임신을 막기 위한 국가적 캠페인의 설문조사자들에게 자신들은 부모에게 섹스에 대한 더 많은 조언을 원한다고 말했다."[4]는 것을 보여 줍니다. 최근 ABC 뉴스는 "성적인 태도나 행동에 관한 한 십대청소년들은 부모를 자신에게 영향을 주는 순위 맨 위에 두고 있다."[5]고 보도했습니다. 당신의 자녀들은 섹스에 관한 가르침의 원천으로서 당신을 꼽고 있습니다. 하나님께서는 자녀의 성적인 세계관을 형성하는 특권과 기회를 당신에게 주셨습니다.

왜 당신이 자녀들에게
섹스에 관해 말해야 하나요?

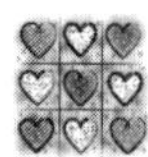

머지않아 당신의 자녀들은 자신의 성에 대해 보다 자세히 알게 될 것입니다. 문제는 당신의 자녀들이 그것을 알게 될 것인지 여부가 아니라, 그들이 그것을 알게 되는 상황이 어떤 것이냐가 중요한 것입니다. 당신에게는 자녀들에게 섹스에 관한 건전하고 올바른 이해를 갖게 할 수 있는 기회가 있습니다. 그렇지 않으면 그들은 섹스에 관한 왜곡된 관점에 노출되기가 쉽습니다.

효과적인 부모센터(The Center for Effective Parenting)는 다음과 같은 결론을 내렸습니다.

자녀늘과 섹스에 관한 주제를 이야기하기를 회피하는 부모들은 자기 자녀들에게 해를 끼치는 것이다. 그런 자녀들은 섹스는 나쁘다는 생각을 갖게 되기가 쉽고, 그것은 평생을 두고 그들에게 영향을 미칠 것이다. 그런 자녀들은 다른 곳에서 정보를 얻으려고 할 것이고, 그 정보들은 불완전하거나 잘못된 것들일 수 있다.[1]

작가인 로버트 크룩스(Robert Crooks)와 칼라 바우어(Karla Baur)는 부모들이 자녀들의 성교육에 적극적으로 참여하게 될 때, 그들은 "어린이들과 십대들이 성에 대한 정보를 얻기 위해 또래들을 의지할 때 올 수 있는 잠재적인 위험을 최소화하게 된다."[2]는 점을 지적했습니다. 또한 자신의 부모가 섹스에 대해 개방적으로 이야기하고 자기의 말에 귀를 기울인다고 느끼는 아이들은 위험성이 큰 행동에 가담하는 비율이 매우 낮다는 것입니다. 이처럼 문제는 당신의 자녀가 섹스에 관한 올바른 **정보**를 당신으로부터 얻느냐, 아니면 **잘못된 정보**를 다른 것(사람)으로부터 얻느냐 하는 것입니다.

그러나 당신이 자녀들에게 섹스에 대해 직접 말하지 않는다고 해도, 실제로는 이미 그들에게 많은 것을 가르치고 있는 것입니다. 말로 하든지 않든지 간에, 당신의 몸짓이나 태도, 관계, 다른 사람들을 대하는 방식, 자녀들의 친구에 대해서 하는 말, TV에서 어떤 프로를 시청하느냐, 컴퓨터에서 어떤 것을 클릭하느냐 등등 이 모든 것들이 섹스에 대해 자녀들을 가르치고 있는 것입니다.

청소년 전문가인 매기 루스 보이어(Maggi Ruth Boyer)는 다음과 같
은 말로 그것을 밝혔습니다.

> 당신은 다른 사람을 대하고 칭찬하고 접촉하는 방식 등 그저 당신
> 이 삶을 사는 방식에 의해서 관계와 성에 대해서 언제나 아들딸들
> 과 소통하고 있습니다. 이처럼 말로 하든지 않든지 소통은 이루어
> 지고 있는 것입니다. 당신의 표정이나 애정표현을 과소평가하지
> 마십시오.[3]

당신이 자녀들과 섹스에 대해 지속적으로 이야기하지 않는다고 하
더라도, 그들은 여전히 당신의 말을 듣고 있습니다. 당신의 몸짓이나
태도가 목소리보다 더 큰 소리로 말하고 있기 때문입니다.

나(조시)는 최근에 폴 로버츠(Paul Roberts)와 대화를 나누었는데,
그는 지난 40년간 십대선교회(Youth for Christ)의 토론토지부에서 사역
을 해 온 사람입니다. 그는 대부분의 젊은이들이 부모들이 생각하는 것
보다 섹스에 대해 훨씬 더 많이 알고 있다고 말했습니다. 섹스에 대해
이야기하는 것은 그들의 세계의 일부이며, 지난 세대에 비해 훨씬 더
일상적인 일이라는 것입니다. 폴은 부모들은 아이들에게 섹스에 대해
이야기하는 것을 불편하게 여기지만, 아이들은 종종 그렇지 않다고 말
했습니다.

부모들의 경우 "애들하고 섹스에 대해 이야기한다는 건 참 어려운 일이에요."라고 말하는 경우가 많습니다. 그럴 때 저는 곧바로 이렇게 대답합니다. "그게 어렵다고요? 제 말을 믿으세요. 이런 대화에 비하면 그건 아무 것도 아닙니다. '엄마, 나 임신했어요.' 또는 '저 성병에 걸렸대요.' 진짜 힘든 건 그런 대화지요!" 아이들이 보다 어릴 때 그런 힘든 대화를 하지 않는다면, 당신은 후에 더 힘든 대화의 상황에 처하게 될 것입니다.

그것에 대해 말하면
더 조장하는 것 아닐까요?

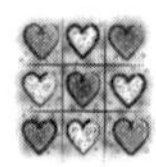

당신이 자녀들과 섹스에 관한 대화를 나눈다면 그들이 나가서 섹스를 실험해 보지 않을까 걱정하는 것이 당연할 수도 있습니다. 하지만 연구결과나 우리의 경험은 그렇지 않다는 것을 입증합니다.

최근의 연구는 다음과 같은 결과를 보여 줍니다. "자신의 부모들과 성에 대해 편하게 이야기하고 제대로 정보를 얻는 청소년들은 보다 더 늦게 성관계를 갖는 경향을 보인다."[1] 「청소년 저널(*The Journal of Adolescence*)」도 이와 같은 결론을 내리고 있습니다. "부모가 성적 행동에 관하여 옳고 그른 것에 대해 이야기를 해 준 청소년들은 그렇지 않은 또래들에 비해 자제하는 경향을 보인다."[2]

많은 부모들이 섹스에 대해 이야기하는 것이 오히려 그것을 조장하지 않을까 생각합니다. 그러나 "당신이 생각하기에 자녀들이 '준비가 되었다'고 할 때까지 가르치기를 보류하는 것은 오히려 그들 스스로 탐구하거나, 당신보다 적은 지식을 가지고 있거나 당신과 다른 가치관을 가진 다른 사람들을 찾아가거나, 또는 부적절한 정보를 사실로 받아들이는 기회를 증가시킬 수 있습니다."[3]

우리 자녀들을 위한 캠페인(Campaign for Our Children)에 의해 시행된 연구는 다음과 같은 결론을 도출했습니다. "부모들이 자녀들에게 섹스에 관한 사실을 가르칠 때, 그 자녀들은

- 십대일 때 성관계를 가지는 비율이 줄어든다.
- 십대로서 임신을 하거나 임신을 시키는 비율이 줄어든다.
- 자신의 삶에 있어서 중요한 문제들에 대해 부모에게 이야기하는 경향이 증가한다."[4]

성이라는 하나님의 놀라운 선물에 대해 아주 일찍부터 당신의 자녀와 정직하고 자애롭고 개방적인 분위기를 만들어 가십시오. 결코 난잡한 섹스를 조장하지 않고, 오히려 그것을 막는 일이 될 것입니다.

10

섹스에 관한 대화에
"적령기"는 언제일까요?

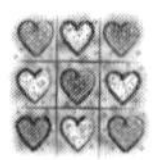

당신의 자녀에게 섹스에 대해 이야기하는 것을 언제쯤 시작해야 할까요? 너무 어릴 때 시작하면 "너무 일찍 너무 많이" 하는 것이 아닐까 걱정이 될 수도 있을 것입니다. 하지만 뒤집어 생각하면, 당신이 손을 대지 않고 시기를 놓친다면 그때는 "너무 늦게 너무 적게" 하게 될 수도 있다는 것을 걱정해야 할 것입니다. 그러면 당신의 자녀에게 섹스에 대해 이야기하는 적당한 나이는 몇 살일까요?

청소년 의료 전문가인 마가렛 스테이저(Margaret Stager) 박사는 그것을 이런 방식으로 표현하고 있습니다.

우리가 살고 있는 사회 때문에, 이러한 대화를 거부하는 것으로 인한 결과는 너무 많은 정보를 너무 일찍 주는 것(실제로 이런 경우는 거의 없지만)으로 인한 결과보다 훨씬 더 심각하다. 더 큰 위험은 당신의 입장과 기대와 가치관 등을 자녀들이 알지 못한다는 것이다. 부모들은 아이들이 성에 대해 이야기를 주고받는 학교나 놀이터에서 아이들 사이에 오가는 정보를 통제할 수 없다. 당신은 섹스에 대해 자녀를 교육하는 일을 교정에서 주고받는 대화나 학교가 운영하는 프로그램에만 맡길 수는 없다.[1]

앞의 이야기들로 볼 때, 문제는 "너무 일찍 너무 많이"가 아니라 오히려 "너무 늦게 너무 적게"라는 것입니다. 한 부모 자녀 관계에 관한 연구에 따르면, "청소년들 중 40% 이상이 부모와 안전한 섹스에 관해 이야기하기 전에 성관계를 가졌다."[2]고 합니다.

오늘날의 문화 속에서 우리 자녀들은 점점 더 일찍 섹스와 성적 행동에 대해 알게 되며, 당신은 적절한 상황 속에서 처음으로 섹스를 소개해 주는 사람이 되기를 원할 것입니다. 당신이 자녀들을 성교육에 급히 몰아넣을 필요는 없지만, 먼저 그들에게 이야기를 하지 않고서는 당신의 자녀들이 얼마나 알고 있는지 혹은 모르고 있는지를 알 방법이 전혀 없습니다.

아크론아동병원(Akron Children's Hospital)의 아동 및 청소년 정신과 의사인 로라 로커(Laura Rocker) 박사는 다음과 같이 제안합니다. "성교육은 출생 시로부터 시작되어야 한다. 어린이들은 자신의 다른 신체 부위들과 같이 생식기관에 대한 정확한 이름을 배워야만 한다. 그것에 대해 말하는 것이 자연스러울 수 있다면, 이것은 후에 화제가 등장할 때 대화할 수 있는 분위기를 조성해 준다."[3] 자녀들이 요구하는 답변 이상으로 자세히 설명을 해 줄 필요는 없습니다. 당신은 더 이상의 정보가 필요한 때를 알게 될 것인데, 그 이유는 그들이 질문을 해 올 것이기 때문입니다.

무시하는 것은 위험하고 파괴적일 수 있습니다. 부모와의 애정 어린 관계와 결합된 지식은 당신의 자녀를 섹스가 하나님의 설계라는 것을 이해하도록 이끌어 주는 무엇보다도 중요한 요인입니다. 경험에 의해 얻은 아주 단순한 한 가지 규칙은, 당신이 자녀가 어렸을 때 그들과 이야기를 나눈다면, 그들이 자랐을 때 당신과 이야기 나누는 것을 편하게 여기게 된다는 것입니다. 그 반대도 역시 마찬가지입니다. 교육자이며 연사인 수 사이먼(Sue Simon)은 그것을 이런 식으로 표현합니다. "우리가 두 살이나 세 살 때 그들의 질문에 답해 주지 않는다면, 그들이 열두 살, 열세 살 때 그 질문을 하지 않을 것이다."[4] 자녀들이 십대가 될 때까지 당신이 그들과 섹스에 대해 이야기하지 않고 기다린다면, 의심의 여지없이 그들은 이야기하기가 불편하게 될 것입니다.

워싱턴의 부모교육가 조이스 킬머(Joyce Kilmer)는 말합니다. "나의 최선의 제안은 아이들이 아주 어렸을 때, 쑥스러워하기에는 너무 어릴 때 아이들에게 이야기하라는 것이다. 그것이 당신에게도 덜 쑥스러울 것이고, 아이들이 네 살, 다섯 살, 여섯 살 정도에는 아무 느낌 없이 사실 그대로 받아들일 것이다. 몇 년이 지나 놀이터에서 다른 아이들과 어울리며 낄낄거리는 소리를 많이 듣게 되면, 그때는 너무 늦게 된다."[5]

당신이 자녀들의 성장 수준에 적절하게 맞춰 솔직하게 섹스에 관한 화제를 다루어갈 때, 당신은 그들에게 전문가가 되는 것입니다. 성장하면서, 그들은 당신을 신뢰하고, 당신에게 귀를 기울일 것입니다. 당신은 자녀에게 유일한 "성교육자"는 되지 못하겠지만, 그들의 인생에 있어서는 첫 번째, 으뜸가는, 가장 중요한 성교육자는 될 수 있을 것입니다(그렇게 되어야만 합니다).

미취학아동의 엄마인 우리 딸 캐티는 자신의 경험으로부터 "더 일찍 그것에 대해 개방적으로, 단순하게 이야기를 시작할수록, 나중에 자녀들이 중요한 질문이 있을 때 더 쉬워진다."는 것을 깨달았습니다.

지금은 26살이 된 우리 아기 헤더는 말합니다. "부모님이 내게 섹스에 대해 처음으로 이야기한 것이 언제인지 기억해 내기가 쉽지 않아요. 왜냐하면 그분들은 대개의 다른 부모들처럼 어색하게 자리를 잡고 앉아서 오늘 섹스에 대해 모든 것을 이야기해 보자는 식으로 하지 않으셨거든요. 그냥 저녁 식탁에서 식구들끼리 이런저런 이야기를 나누는 식이었어요. 제가 아주 어릴 때부터요."

적정 연령보다는 적정 성숙

형제자매들 중 어린 아이는 큰 아이들보다 더 일찍 섹스에 대한 이야기를 들을 필요가 있으며, 더 직설적인 답변이 필요합니다. 왜냐고요? 어린 형제자매는 모든 일에 더 일찍 노출되기 때문에 성적인 화제에도 더 일찍 노출됩니다. 당신의 더 어린 자녀들은 언니오빠들과 친구들에게 듣고, 당신이 부모로서 언니오빠들과 하는 이야기도 들으면서 자리기 때문에 성장하는 속도가 훨씬 빠릅니다. 그렇기 때문에 어떤 것을 이야기하는 적절한 시기는 일정한 나이보다는 정보에 대한 노출의 정도에 더 근거를 두어야 합니다.

엄마 아빠로서 당신은 직감을 따를 필요가 있습니다. 당신은 어느 누구보다도 당신의 자녀를 더 잘 압니다. 나(조시)는 아이들과 관계 맺는 것에 대한 지혜를 얻기 위해 도티의 말을 경청해야 할 필요가 있다는 것을 깨달았습니다. 우리는 우리 아이들 하나하나의 성숙에 대해서 그리고 그들이 알아야 할 것이 무엇이고 언제 그것을 알아야 하겠는지 등에 대해 서로 소통을 하고자 했습니다. 도티는 내가 개방적이며 정직하고 민감할 수 있도록 많은 도움을 주었습니다. 당신이 자녀들과 어떤 것을 나눌 특정한 나이가 정해져 있는 것은 아닙니다. 요점은 매일매일 발생하는 기회들을 지속적으로 활용하는 것입니다.

당신이 편하게 느끼는 방법으로 섹스에 대해 이야기하십시오. 자녀들은 각자 다릅니다. 아이들은 한꺼번에 모든 자세한 내용이 다 필요하지 않다는 것을 기억하십시오. 정확한 정보가 일정 기간 펼쳐져 있어야 할 필요가 있습니다. 각각의 짤막한 대화는 다음번을 위한 기초를 놓습니다. 매번의 대화를 가지고 당신의 자녀가 자신의 성을 제대로 이해할 수 있도록 한 단계 더 앞으로 가져갑니다.

두 가지 기억해야 할 아이디어는 다음과 같습니다.

1. 자녀에게 "너무 일찍 너무 많이" 과부하가 걸리게 하는 부모는 거의 없지만, 문제는 보통 "너무 늦게 너무 적게" 하는 것입니다.

2. 당신은 대부분의 부모들이 생각하는 것보다 더 솔직해야 하고, 더 정직한 대답을 주어야 할 필요가 있습니다. 예를 들면, 세 살짜리는 문자 그대로 이해합니다. 그 아이들은 "엄마 뱃속에서 아기가 자라고 있다."는 말에 대해 "왜 엄마가 아기를 먹었어?"라고 반응합니다. 아이의 개념은 "엄마 뱃속에 음식과 섞여 있는 아기가 들어 있다."는 것입니다. 이 시점에서 아이는 단지 사실적인 답변을 통한 단순한 반응을 필요로 합니다.

"자녀를 건강하게 지키기(Keeping Kids Healthy)" 연합 프로그램은 자녀들이 어떻게 생각하는가에 대해 탁월하고도 실제적으로 잘 요약해 주고 있습니다.

2~5세 아이들

- 이 연령대의 아이들은 몸에 대한 호기심이 많고, 아기가 어디에서 오는지 궁금해 한다는 것을 알아야 한다.
- 그들은 짧은 대답을 요구한다는 것을 기억해야 한다. 이 아이들에게는 많은 정보가 필요하지 않다. 이해하기에는 너무 어려서 혼동만 줄 뿐이다.
- 신체 부위에 대한 올바른 명칭을 사용하라.
- 자녀의 질문을 존중하라.
- 언제나 의문이 더 있는지 물어보라.[6]

5~8세 아이들

- 이 연령층의 아이들에게는 부모가 간단하게 설명을 해 줄 수 있다. "어른이 된 두 사람이 만나서 서로 사랑하면 둘이서만 함께 살기로 하고 결혼을 하게 된단다. 사랑하는 사람들이 서로 껴안고 입을 맞추면 기분이 좋아지는데, 또 기분이 좋아지는 건 남편의 음경(penis)을 아내의 질(vagina)에 집어넣을 때야." 그러면 아이는 "우웩!"하고 나가 버릴 것이다. 하지만 그때는 그 정도가 괜찮다. 그냥 내버려 두라.

• 아이들에게 질문이 더 있는지 물어보는 것은 중요하다.

결혼과 가정상담가인 코리 앨런(Corey Allen) 박사는 말합니다. "당신의 자녀에게 섹스에 대해 이야기할 때는 나이와 단계에 맞추어서 해야 합니다. 네 살짜리 아이에게 성적 행동에 대해 자세한 설명을 해 줄 필요는 없지만, 나중을 위해서 튼튼한 기초는 닦아 놓아야 합니다. … 대부분 아이들이 이해하지 못하는 내용들은 그냥 넘어갔다가 나중에 대화 속에서 이해하게 됩니다. 다시 말씀드리면, 당신은 모든 것을 자세하게 설명해 줄 필요는 없습니다만, 나중을 위해서 준비해야 합니다."[7] 걱정하지 마십시오. 당신의 몸짓으로도 충분합니다. 당신의 자녀는 당신이 확신을 가지고 편안하게 이야기하는지를 본능적으로 알 것입니다. 그렇게만 한다면 자녀들은 자주자주 당신에게 와서 질문을 해댈 것입니다.

기억하실 것은 당신의 자녀가 몇 살이든지 우리의 성이라는 하나님의 놀라운 선물에 대해 이야기를 시작하기에 결코 너무 늦지는 않을 것입니다. 자녀들이 어릴 때 시작하면 늦을수록 더 힘들어질 신뢰의 관계를 형성하기가 더 좋을 것입니다.

11

"심각한 이야기"로
시작해야 할까요?

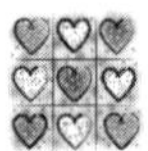

그녀는 나의 어깨를 두드리며 말했습니다. "맥도웰 씨, 오늘 해 주신 말씀 정말 고마웠어요. 지금까지 이런 이야기를 들어 본 적이 없었어요."

내가 "섹스에 대한 있는 그대로의 진실(Bare Facts About Sex)"을 주제로 한 세미나를 막 마치고 나왔을 때, 이 엄마는 그날 들은 내용을 "적용"하려고 한다는 것을 내게 알려 주고 싶은 듯했습니다. 그녀는 계속해서 말했습니다. "남편에게 꼭 아들하고 '이야기'를 하라고 해야겠어요."

나는 태연한 어조로 대꾸했습니다. "아드님이 나이가 몇 살인가요?" 그녀가 대답했습니다. "열세 살인데요." 나는 놀라움을 감추기 위해 애를 써야 했습니다. "그러면, 이전에는 아드님과 섹스에 관한 이야기를 한 적이 없으시다는 건가요?" 그녀는 말했습니다. "아, 예 …, 저 … 기회가 없어서요."

"심각한 이야기(Big Talk)"는 과거의 유물일 뿐이며, 절대로 첫 번째로 등장해서는 안 되는 것입니다. 「가정문제저널(*The Journal of Family Issues*)」은 다음과 같은 기사를 실었습니다. "청소년들 중 절반 정도가 지난 일 년 동안 어머니와 섹스에 관한 '좋은 이야기'를 한 번 나눈 것 같다고 했으며, 아버지와 나눈 사람은 삼분의 일 뿐이었다."[1]

성에 관한 문제는 "심각한 이야기"를 통해서 가르쳐지지 않습니다. 오히려 그것은 한 번에 조금씩 주어지는 정보가 펼쳐 나가는 과정이라 할 수 있습니다. 화제나 기회가 생길 때마다 잘 다루어 나가야 합니다. 대부분의 어린 아이들이 이해하고 흡수할 수 있는 것은 단지 짧은 대화뿐입니다.

가장 좋은 성교육은 여기서 30초, 저기서 1분, 또 여기서 10초, 저기서 2분 45초, 이런 식으로 가능한 한 어릴 때 시작해서 수시로 계속하는 것입니다. 어떤 상황이 벌어졌을 때, 들어가서 이야기하고 빠지는 식으로 말입니다. 기회는 이때다 하고 마구 늘어놓지 마십시오. 우리 가정에서는 우리 아이들과 나누었던 섹스에 관한 대화는 절반 정도가 한 번에 2분을 넘기지 않았습니다.

대부분의 아이들에게 섹스에 관한 화제는 갑자기 무대 중앙에 올라옵니다. 그들이 갑자기 마음을 열 것이라고 기대할 순 없습니다. 자녀들이 마음을 여는 것은 그들이 자라고 성장하는 동안에 계속된 대화의 결과입니다. 그 상황은 가끔 아주 부적절한 시간과 장소에서 벌어지기도 하지만, 자녀들의 마음만 열려 있다면 언제든지 이야기할 준비가 되어 있어야 합니다.

우리 아들 션은 말합니다. "나는 우리 부모님과 섹스에 대해 처음으로 이야기한 때가 언제인지 도무지 기억이 나지 않습니다. 내가 생각하기에는 우리 가정에서는 그게 그저 자연스런 생활의 일부였기 때문인 것 같아요. 그렇다고 우리가 항상 그 이야기를 나누었던 것은 아니고요. 하지만 식탁에서나 차 안에서나 잠자리에 들기 전이나, 그 화제가 올라오면 그냥 이야기했습니다. 그건 그저 다른 화제와 다를 게 없었고, 우리의 일상적인 대화의 일부일 뿐이었어요. 그러니 무슨 '심각한 이야기'를 했던 특별한 시간은 없었습니다."

패밀리파이어닷컴(FamilyFire.com)의 뎁 코스터(Deb Koster)는 바람직한 접근에 대해 다음과 같이 요약했습니다.

우리 가정에서는 어릴 때부터 단순하고 자연스런 방식으로 아이들과 이런 대화를 하려고 언제나 시도했다. 그래서 "심각한 이야기"를 해야 한다는 압박 같은 건 생길 여지가 없었다. 그런 식으로 우리는 아이들이 부담 없이 질문을 가지고 우리에게 나올 수 있는 분

위기를 만들었고, 우리는 아이들의 정보원이 될 수 있었다.[2]

성경은 우리 자녀들에게 진리를 가르칠 수 있는 가장 효과적인 방법을 분명하게 말씀합니다. "네 자녀에게 부지런히 가르치며 집에 앉았을 때에든지 길을 갈 때에든지 누워 있을 때에든지 일어날 때에든지 이 말씀을 강론할 것이며"(신명기 6:7). 전국학부모교사협의회(National PTA)도 이 성경구절의 모델을 권장합니다. "대부분의 어린이들은 한 번에 작은 양의 정보만을 받아들일 수 있기 때문에, 그들은 어떤 주제에 대해서 알아야 할 모든 것을 단 한 번의 토론에서 배우지 않는다."[3]

존스홉킨스 블룸버그 공중보건학교(Johns Hopkins Bloomberg School of Public Health)의 "청소년의 건강한 성장을 위한 안내(Guide to Healthy Adolescent Development)"는 다음과 같은 기본적인 가이드라인을 제시한다.

1. 자녀들과 지속적인 대화를 가지라.
2. 어린 자녀들과 천천히 적은 양의 대화를 나누라.
3. 모든 방면의 질문에 모두 답하려 하지 말라. 예를 들어, "엄마, 아기가 어떻게 뱃속에서 나와요?"라는 질문을 할 때, 아이들은 "아기는 엄마 몸속에 있는 질이라고 하는 길을 통해서 나온다."와 같은 짧고 단순하고(그러나 정직한) 정확한 답을 원한

다.

4. 아이들이 자라면서 더 상세하고 솔직한 내용을 다룰 수 있게 된
   다.

5. 경우에 따라 공개적인 질문에는 (부드러운) 공개적으로 답을 해
   주어야 할 필요가 있다. 예를 들어, "당신이 여덟 살짜리 아이
   와 붐비는 카페에서 샐러드를 먹고 있는데, 아이가 갑자기 큰
   소리로 '엄마 오럴 섹스가 뭐야?'하고 당신의 얼굴을 홍당무로
   만드는 질문을 할 때."[4]

그런 상황에서 당신은 "입 닥치고 샐러드나 먹어!"라고 해서는 안
됩니다. 우선 너무 당황하거나 놀란 행동을 보이지 않도록 하십시오.
그렇다고 질문을 피해서도 안 됩니다. 대신에, 곧바로 대답을 해 주든
지, 아니면 조용하게 "얘야, 이거 다 먹고 나면 엄마(아빠)가 대답해 줄
게."라고 하십시오. 대답해 주는 것을 잊지 마시고요.

내(도티)가 우리 딸을 비롯해서 젊은 엄마들에게 잘하는 이야기가
이것입니다. 당신의 자녀들에게 신앙에 대해 이야기하는 것을 절대로
"단 한 번의 심각한 이야기"로 하려고 하지 마십시오. 성경과 하나님에
관한 이야기를 여러 차례에 걸쳐 사랑을 가지고 의도적으로 나누도록
하십시오. 섹스에 관해서도 마찬가지입니다. 우리는 "단 한 번의 심각
한 이야기"가 우리 자녀들이 섹스에 대해 가지고 있는 모든 질문에 답해

줄 수 있을 것이라고 오산을 해서는 안 됩니다. 섹스는 일찍, 자주, 큰 인내와 지혜와 친절을 가지고, 여러 차례, 유머감각과 함께 다루어져야 할 주제입니다. 긴장을 푸시고 키워드를 기억하십시오. 일찍, 자주 그리고 정직하게.

아이들에게 섹스에 관한 이야기를 하지 않으면 어떤 일이 벌어질까요?

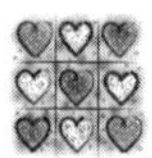

간단명료하게 말하면, 당신이 섹스에 대해 자녀들에게 이야기하지 않으면, 다른 어느 누군가가 할 것입니다. 당신의 자녀들은 어떻게 해서든 섹스에 대한 지식을 얻을 것입니다. 당신이 올바른 지식을 전해 주지 않으면, 그들은 그릇된 지식을 얻게 될 것이 분명합니다. 그리고 그 그릇된 지식의 결과는 불행에서 비극까지 다양하게 펼쳐질 수 있습니다.

작가이자 목사인 잭 웰맨(Jack Wellman)의 이야기입니다.

나는 아버지가 누군지도 모른 채 오랜 시간 고모와 함께 살았습니다. 아무도 내게 섹스에 대해 말해 주지 않았고, 그래서 친구들에게나 놀이터, 거리에서 주워들은 게 전부였습니다.

그러니 내가 아는 건 다 엉터리 같은 이야기였지요. 내가 일 학년 때, 여자 아이에게 키스를 하면 그 애가 아기를 배게 된다는 이야기를 들은 기억이 있습니다. 말할 필요도 없이 나는 오랜 시간 동안 무서워서 여자 아이에게 키스는 말할 것도 없고 손을 대지도 못했습니다. 고모가 내게 입을 맞추려고 하면, 왜 그러시는지 몰라서 겁에 질리곤 했습니다.

당신이 자녀들에게 섹스에 대해 어색하지 않게, 속이지 않고 말해 주지 않는다면, 그들은 어떻게든 배우게 될 것입니다. 대개는 그릇된 것들입니다. 자녀들이 당신에게 묻기 두렵거나 쑥스러운 질문이 하나도 없어야 합니다. 그런 종류의 안전지대는 신뢰를 구축하고 그들이 당신에게 와서 무슨 이야기든지 할 수 있는 분위기를 제공합니다. 그리고 특별히 그들이 섹스에 관한 문제를 들고 온다면 더할 나위 없이 좋은 상황이 되는 것입니다.[1]

당신은 사랑하는 가정이라는 상황에서 섹스를 다루고, 잭이 경험한 혼동과 그릇된 지식을 피할 수 있는 기회를 가지고 있습니다. 하지만 자녀들에게 섹스에 대해 이야기하지 않는다는 것은 그들이 다른 곳으로부터 지식을 얻게 된다는 것을 의미합니다. 그리고 그곳이 만약 인터넷이라면, 거기에 있는 5백만 개가 넘는 포르노사이트가 자녀들 앞에 열리게 되는 것입니다.

우리가 이 책의 첫 장에서 언급한 바와 같이, 어린 아이나 십대청소년이 포르노사이트로부터 섹스에 관해 배운다면, 그들은 섹스의 그릇된 사용, 비뚤어진 도덕관을 배우게 될 것입니다. 뿐만 아니라 그들이 음란물에 중독되는 길 또한 열리게 될 것입니다.

슬프게도, 어떤 부모들은 음란물이 정말 그렇게 해롭고 접근하기가 쉬운지 의문을 던지거나 부인합니다. 그들은 이렇게 묻습니다. "그게 무슨 해를 끼칠 수 있지요?" 최근에 한 기독교인이 나(조시)의 이러한 경고에 대해 트위터에 댓글을 달았습니다. "우리 아이들이 무엇을 보든지 그게 왜 그렇게 문제가 됩니까? 우리가 믿는 그리스도의 복음이 이기지 않나요? 왜 인터넷을 그렇게 두려워하시죠?"

많은 연구들이 음란물이 개인에게 미치는 부정적인 영향에 대해 입증하고 있습니다. 2005년에, 『음란물, 무엇이 진짜 문제인가?(*What's the Big Deal About Pornography?*)』의 저자인 질 매닝(Jill Manning) 박사는 미국 상원의 음란물의 폐해에 관한 소위원회에서 증언을 했습니다. 거기서 그녀는 어린이와 청소년들이 음란물에 직접적으로 노출될 때 나타나는 여러 가지 입증된 결과들을 인용했습니다.

- 부정적이거나 충격적인 감정의 반응이 지속된다.
- 첫 번째 성적 경험을 보통의 경우보다 더 일찍 하게 된다.

- 성적 충동의 증대나 중독성 행동의 위험이 증가한다.
- 그릇되고 무분별한 성 관념을 갖게 될 위험이 증가한다.
- 이기적인 성적 만족을 위해 다른 사람을 수단화하게 된다.[2]

물론 음란물에 대한 우연한, 간헐적인 접촉으로 이런 결과가 모두 초래되지는 않을 것입니다. 하지만 진짜 위험은 당신의 자녀들에게 접속 가능한 성적 음란물의 엄청난 양에 있습니다. 심한 과다노출은 젊은 이들을 둔감하게 만들 수 있습니다. 젊은이들이 성적 도덕에 대한 성경적인 올바른 관점을 얻기보다는, 모든 사람이 성적으로 원하는 것은 무엇이든지 하고 있다는 생각을 하기 쉽습니다. 이것은 분명히 사이버공간으로부터 주어진 인상입니다.

우리가 우리 자녀들이 듣고 보게 되는 섹스에 대한 모든 그릇된 지식이나 비뚤어진 관점으로부터 그들을 완벽하게 보호해 낼 수는 없을 것입니다. 그러나 우리가 섹스에 대한 하나님의 계획을 우리 자녀들에게 먼저 가르쳐 준다면, 그것은 그들을 음란물의 부정적 영향과 비뚤어진 성도덕과 섹스에 대한 그릇된 지식으로부터 격리시키는 효과를 가져다줄 것입니다.

아이가 섹스에 대해
지나치게 호기심을 보이면 어떻게 하나요?

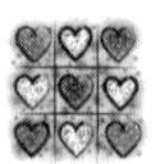

아이들은 어른들에 비해 본성적으로 호기심이 많습니다. 그리고 섹스에는 우리 모두를 호기심에 빠지게 하는 뭔가 매혹적이고, 신비스럽고, 흥미로운 것이 있습니다. 그렇기 때문에 아이들이 지나치게 호기심을 갖는 것은 문제가 아닙니다. 문제는 그들의 호기심이 충족되지 않는다는 데 있습니다.

우리 자녀들이 섹스에 대해 궁금해 하고 의문을 풀고 싶어 하는 것은 지극히 정상적이고 자연스러운 일입니다. 우리가 그들의 호기심에 아무 반응도 보이지 않는다면, 그야말로 위험천만한 일입니다. 그들은 어디서든지 누구에게서든지 답을 얻어낼 것이라는 것을 명심하십시오. 가족자원을 위한 국립의사센터(The National Center for Family Resources)

는 이렇게 진술합니다. "섹스에 대한 호기심은 그것에 대해 논의되지 않고서는 사라지지 않을 것이다. 실제로, 그 주제를 피한다면 섹스는 더 신비스럽고 흥미 있는 것으로 여겨질 수 있다."[1]

최근의 연구들은 다음과 같은 사실을 보여 줍니다. "열 살 이전에는 일반적으로 아이들이 성적으로 활동적이거나 성적인 생각에 사로잡히지는 않지만, 호기심을 가지고 친구들이나 학교 동료들, 그리고 가족들로부터 정보들을 모으고 섹스에 대한 신화를 만들기 시작한다."[2]

4세에서 12세까지의 기간 동안에 어떻게 호기심이 충족되었는가가 12세에서 18세까지의 성을 결정짓는 경우가 많습니다. 존스홉킨스 블룸버그 공중보건학교의 클레어 맥닐리(Clea McNeely) 박사와 제인 블랜차드(Jayne Blanchard) 박사는 다음과 같이 설명합니다.

한 아이에게 있어서 그의 호기심이 엄마나 아빠에 의해 충족된다면 그것은 단연코 최고로 좋은 일이다. 그들이 십대가 되었을 때 갖게 되는 성에 대한 태도가 열 살이 되기 전(6~10세)에 호기심에 대해 얻은 답에 의해 형성되기 때문에, 이 나이 때의 호기심은 매우 중요하다.[3]

우리 자녀들의 삶과 그들의 미래의 행동을 만들어 간다는 것은 얼마나 귀한 특권이며 기회입니까? 정직한 대답이 그들의 최고의 안내자입니다. 맥도웰 집안의 일반적인 규칙은 아이들의 호기심을 충족시킬 만큼 간단하고 단순하고 정확한 답을 해 주는 것입니다. 예를 들면, "여자애들에게는 음부와 질이 있고, 남자애들에게는 음경과 고환이 있단다."는 식입니다. 아이들은 무슨 섹스 입문서 같은 길고 깊이 있는 답이 필요하지 않습니다. 짧은 대답 이상의 많은 말들은 아이들을 지루하게 만들 수 있습니다.

우리 아이들이 어렸을 때 자기들의 은밀한 신체부위에 대해 호기심이 많았습니다. 나(도티)는 아이들을 씻겨 주면서 일상적으로 신체 부위들의 이름을 정확한 표현대로 부르곤 했습니다. 나는 은밀한 부위의 이름을 부를 때, 반드시 의도적으로 손가락이나 발가락, 팔꿈치 등을 부를 때와 같이 태연하게 불렀습니다. 그것은 우리가 우리 몸에 대해 이야기할 때 자연스럽고 편하게 소통하기 위한 의도적인 행동이었습니다. 이 정직함은 훗날의 편안한 대화의 장을 일찌감치 마련한 것입니다.

취학 전 어린이는 "아기는 엄마 뱃속에서 자란다." 같은 모호한 성적 지식으로도 만족합니다. 하지만 나중에는 아기가 어떻게 엄마의 뱃속에 들어가게 되었는지에 대한 질문과 호기심이 생기게 됩니다. 아이들은 "엄마가 아기를 토해 내나요?" 또는 "아빠가 엄마 배에서 지퍼를 여나요?" 혹은 "엄마가 아기를 싸는(배설) 거지요?"와 같은 질문들을 할지도 모릅니다. 아이들은 단순하면서도 정직한 설명을 찾고 있는 것입니다.

부모역할에 대한 전문가인 마가렛 렝클(Margaret Renkl)은 탁월한 대답을 제시합니다, "'아기들은 대개 엄마의 질을 통해서 나온단다.' 당신의 자녀가 다음 질문을 하면 이렇게 덧붙일 수 있습니다. '질은 엄마 몸속에 있는 튜브 같은 거야. 아기가 밖으로 나올 수 있게 아주 넓게 늘어난단다.'"[4]

나이에 상관없이 우리 자녀들은 정직한 대답을 들어야만 합니다. 하지만 그 대답들은 아이들의 성장의 정도에 따라서 축소될 필요가 있습니다. 그리고 십대 전후의 아이들이 여자가 어떻게 임신을 하게 되는지, 콘돔은 어디에 쓰는 물건인지, 혹은 오럴 섹스가 무엇인지 등의 질문을 한다고 해서 그들이 성적인 행동을 시작할 때가 되었다는 의미는 아닙니다. 호기심은 위험한 징조라고 추정하지 말고 그들의 질문에 대답을 해 주는 것이 최선입니다. 진짜 위험한 징조는 그들의 호기심이 정직한 대답으로 충족되지 않는 데 있습니다.

신체부위에 대해
"별명"을 사용하는 것은 어떨까요?

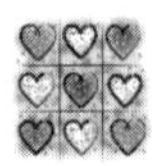

그녀의 얼굴은 붉게 상기되었고, 목소리는 차분함을 잃고 있었습니다. "제가 생각하기에는 아드님에게 '그건 너의 음경이다'라고 말씀하셨다는 건 정말 혐오스러운 일인데요. 전 제 아들에게 '그건 너의 딩동이다'라고 말하거든요."

이 목사 사모님은 "섹스에 대한 있는 그대로의 진실" 세미나의 휴식시간에 내(조시)게 와서 이견을 제시했습니다. 나는 차분하게 그녀에게 설명했습니다. "자, 귀는 귀라고 부르고요, 눈은 눈이라고 부르고요, 코는 코라고 부릅니다. 질은 질이라고 부르고 음경은 음경이라고 하는 겁니다."

나는 신체부위의 이름을 새로 짓는 것은 적합하지 않다는 생각을 펼쳤습니다. 이 여성은 분명히 반대의견을 낸 것입니다.

어린이들은 자주 자기의 신체부위를 탐구합니다. 그리고 그들이 특정 연령에 도달하면 가끔 질문을 하곤 합니다. 그들에게 이야기하거나 대답할 때, 정직해야 하고 신체부위에 대해서 정확한 해부학적 명칭을 사용해서 대답해야 합니다.

우리는 항상 우리 아이들의 성적 기관들을 그들의 "은밀한 부위"로 지칭하면서 "은밀함"을 강조합니다. 그것은 그것들이 "은밀한 부위들"이며 은밀하게 남아 있어야 한다는 메시지의 일부분입니다.

자녀와 이야기할 때는 일찍부터 정확한 단어로 그들의 은밀한 부위들을 지칭하는 것이 최선입니다. 음경은 음경이지, "윌리"나 "딩동"이 아닙니다. 그것은 "아래쪽"이나 "거기"도 아닙니다.

당신이 음경, 고환, 음부, 혹은 질과 같은 정확한 단어를 사용할 때, 그것들이 무엇인지를 설명할 뿐 아니라 그것들이 무엇을 하는지도 설명해 줍니다. 당신의 자녀들은 머지않아, 요즘은 인터넷 덕분에 훨씬 빨리 알게 될 것입니다. 그리고 당신은 자녀들이 자기에게 있는 신체부위가 무엇인지, 그리고 그것들이 무엇이라고 불리는지 제대로 파악하기를 원할 것입니다. 그걸 인터넷에서 배우게 되길 원하지는 않겠지요.

나(조시)는 우리 딸들 중 한 명과 놀고 있었는데, 당시에 그 아이는 세 살쯤 되었습니다. 도티가 방으로 들어오자 딸아이는 무심코 말했습니다. "엄마, 아빠가 내 질을 만졌어요!" 도티는 놀란 표정을 보이지 않으려 애를 썼습니다. 나는 호흡을 깊게 하고서 아주 차분하고 신중한 목소리로 딸아이에게 물었습니다. "애야, 네 질이 어디 있는 거지?" 딸아이는 미소를 지으면서 배꼽을 가리켰습니다. 그러자 나는 계속해서 내가 할 수 있는 가장 단순한 언어로 질과 배꼽이 어떻게 다른지 설명을 해 주었습니다.

아이들이 신체부위들을 제대로 이해하기 위해서는 몇 차례의 짧은 대화와 설명이 필요할 수도 있습니다. 정확한 명칭을 사용하고 그것들의 기능을 설명해 줌으로써 당신의 자녀들은 자기의 신체부위들의 진짜 이름을 알게 되었을 때 당황하거나 부끄러워하는 일을 겪지 않을 것입니다.

15

어느 정도까지
알아야 하나요?

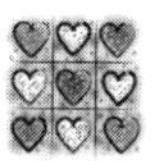

우리 가정과 학교에서 인터넷이나 모든 형태의 미디어에 쉽게 접속할 수 있다는 문제에 대해 아는 것은 시작에 불과합니다. 우리는 지식도 제공해 주어야 하는데, 그 지식은 섹스에 대한 하나님의 계획과 설계를 우리 자녀들에게 책임 있게 그리고 건설적으로 가르쳐 주는 정확한 지식입니다.

지혜로운 왕 솔로몬은 말했습니다.

지식 없는 소원은 선하지 못하고 발이 급한 사람은 잘못 가느니라
(잠언 19:2)

우리 자녀들에게 섹스에 대해 이야기하는 것에 대해 광범위한 연구를 하면서 흥미로웠던 일은, 자녀들이 섹스에 대해 받는 압박에 대해 거부하도록 돕기 위해 부모들이 할 수 있는 가장 중요한 세 가지 일 중의 하나는 그냥 정보나 지식을 나누는 것이 아니라, 정확한 지식을 나누는 것이라고 거의 모든 연구결과들이 보고하고 있다는 것입니다.

"건강한 청소년 성장을 위한 안내(A Guide to Healthy Adolescent Development)"에서 클레어 맥닐리(Clea McNeely)와 제인 블랜차드(Jayne Blanchard)는 다음과 같이 기술했습니다. "조사결과는 성과 생식에 대해 잘 알고 있는 젊은이들은 실제로 성적 행동에 일찍 가담하는 비율이 낮다는 것을 보여 준다." 연구자들은 이렇게 결론을 맺었습니다. "청소년들에게 정확하고 객관적인 성적 지식을 제공하는 것은 건강한 성적 성장을 뒷받침한다."[1]

잡지 「건강한 어린이(*Healthy Children*)」은 단언합니다. "당신의 십대 자녀와 사실에 근거한 지식을 나누고 건전한 도덕적 지침을 제공하는 것은 그(그녀)가 자신을 이해하도록 돕는 데 있어서 매우 중요한 부분이다. 그것은 당신의 자녀로 하여금 파괴적이며 또한 생명을 위협할 수도 있는 판단의 과오를 피하도록 도울 수 있다."[2]

부모가 성적 행동에 의미심장한 영향을 미칠 수 있는 적극적인 방법은 정확한 지식의 제공자가 되는 것입니다. 부모들에게 정확한 지식을 제공해 주는 훌륭한 정보원의 하나가 성적 건강을 위한 의학연구소

(Medical Institute for Sexual Health/www.medinstitute.org)입니다. 성과 관련해서 우리 자녀들 주변의 문제들을 정확하게 파악하는 것은 상당한 노력이 요구되는 일이지만, 해 볼 만한 가치가 있습니다. 인터넷에 많이 등장하는 혼전 섹스는 우리가 교육받은 부모가 될 것을 요구합니다.

자녀들이 우리가 부모로서 정직하거나 정확하지 않다는 것을 알게 된다면, 그들은 우리에 대한 신뢰를 잃을 것이고 우리는 영향력을 상실할 것입니다. 명심할 것은 우리 아이들은 자주 인터넷을 검색해서 우리가 준 대답과 인터넷에서 얻은 대답을 비교해 본다는 것입니다.

하지만 어떤 질문에 대답하지 못한다고 허둥지둥하지는 마십시오. 답을 모른다고 시인하는 것을 두려워하지 마십시오. 답을 알아보고 다시 이야기해 주겠다고 제안하십시오(그리고 반드시 그렇게 해야 합니다.) 아니면 함께 답을 찾아보자고 제안할 수도 있습니다. 당신과 자녀가 함께 배우면서 가까워질 수 있으니 얼마나 좋은 시간입니까!

당신이 답을 모르겠으니까 찾아보겠다고 하면 자녀들은 더욱 당신을 신뢰하게 될 것입니다. 그러고 나서 그들의 질문에 대한 답을 나눌 때, 당신에게 더 큰 신뢰감이 주어질 것입니다.

문제들

다음은 우리가 알고 있어야 할 문제들 중 일부입니다. 부모노릇을 한다는 것은 대단한 모험이지만, 시간이 많이 필요하고 부담이 큰 경험이기도 합니다. 지름길은 별로 없어 보입니다.

- 인체구조 및 생리(월경)와 몽정을 포함한 남성과 여성의 생식에 관한 설명
- 성교와 임신
- 가임과 피임
- 오럴 섹스, 자위행위(masturbation), 애무(petting)을 포함한 다른 유형의 성적 행위들
- 이성애, 동성애, 양성애 등의 성적 성향
- 남성과 여성의 차이를 포함한 섹스의 신체적, 감정적 차원
- 자아상과 또래의 압력
- 성병
- 강간과 데이트 상대에 대한 성폭행, 어떻게 마약이나 술에 취하게 되는가, 낯선 사람이나 아는 사람과 함께 차를 함께 타고 가거나 은밀한 장소에 가는 것이 위험할 수 있다는 것 등
- 옷의 선택이나 자신을 표현하는 방식이 자신의 성적 취향에 대해 다른 사람에게 어떤 메시지를 전해 줄 수 있는지
- 콘돔
- 감정

- 진정한 사랑에 대한 하나님의 정의

- 진지함이 없는 관계(바람, 불장난 등)

- 이 문제들에 대해 성경은 뭐라고 말씀하는가

효과적인 육아 센터(Center for Effective Parenting)를 위해 저술하는 육아 전문가 크리스틴 졸텐(Kristin Zolten)과 니콜라스 롱(Nicholas Long) 박사는 다음과 같이 설명합니다. "당신은 성교육에 대해 먼저 자신을 교육해야 할 필요가 있습니다. 부모들이 섹스와 관련된 다양한 주제에 대해 많이 알수록 자녀들의 질문에 편하게 대답할 수 있습니다. 이 지식은 생식, 성적 기관, 피임, 성병 등을 비롯하여 섹스와 관련된 모든 방면에 대한 정보를 포함합니다."[3]

우리가 그 모든 것을 다 알 필요는 없지만, 우리 자녀들의 질문에 대답할 수 있을 만큼의 정확한 지식과 정보를 가지기 위해 기꺼이 준비하고 노력해야 할 것입니다.

특정 문제에 대해서는
제한을 두어야 하는 것 아닐까요?

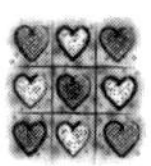

　　우리 자녀들이 보거나 읽고 있는 자료들 중 어떤 것들은 정말 끔찍합니다. 그것들 대부분은 충격적이며 우리를 불편하게 하는 것들입니다. 그렇기에 우리 자녀들이 태어나는 순간부터, 우리는 아이들이 묻는 모든 질문이 받아들여질 수 있는 개방적이고 접근하기 쉬운 분위기를 조성할 필요가 있습니다. 당신이 자녀의 질문에 대해 거부하거나 놀라거나 불편해하는 반응을 보인다면, 그것이 그 아이의 마지막 질문이 될 수도 있을 것입니다. 어떤 질문도 금지되어서는 안 됩니다.

　　어떤 질문도 금기사항이 아니라는 자세는 당신 자녀의 이해와 행동에 커다란 영향을 주게 될 것입니다. 하지만 당신은 그 개방성을 입으로 말해 줄 필요가 있습니다. 국립교육협회 건강정보 네트워크

(National Education Association's Health Information Network) 사무총장인 제럴드 뉴베리(Jerald Newberry)는 말합니다. "당신은 자녀가 질문을 가지고 오기에 편하게 느끼는 사람이 되기를 원합니다. 당신의 자녀들과 십대들로 하여금 당신은 어떤 문제든지 대화할 수 있게 항상 열려 있다는 것을 알게 해 주십시오."[1]

우리가 앞서 언급한대로, "어떤 질문도 제한이 없다"는 것을 입으로 말해 준 후에는 당신의 태도와 행동으로 나타내 줄 필요가 있습니다. "섹스에 관한 화제를 무덤덤하게 다루라."고 효과적인 육아센터의 니콜라스 롱 박사가 말합니다. 그는 다음과 같이 계속합니다.

> 자녀들과 섹스에 대한 대화를 나눌 때, 부모들은 이 대화를 여타 중요한 화제를 다룰 때와 같이 태연하고 무덤덤하게 다룰 필요가 있다. 어린이들은 아주 예민해서 자기 부모가 섹스에 관한 화제에 대해 불편해하는 것을 알아챌 수 있다. 만일 자녀들이 자기 부모가 섹스에 관한 화제를 불편하게 여긴다고 느끼게 된다면, 이후로는 더욱 더 문제나 질문을 가지고 부모에게 오려고 하지 않을 것이다. 또한 자녀들은 섹스는 나쁘거나 잘못된 것이고 금기시되는 주제라고 믿게 될 것이다.[2]

나(도티)는 아이들 중 하나와 성적인 문제에 대해 이야기할 때는 언제나 태연하게 하기를 원했습니다. 내가 그것에 대해 편하게 느끼면, 아이들도 편하게 느낀다는 것을 알 수 있었습니다. 나는 섹스에 관한 이야기를 할 때도 저녁엔 뭘 먹으면 좋겠는지, 머리 자르는 데 돈이 얼마나 드는지, 개 목걸이가 어디 있었는지 등을 이야기할 때와 똑같은 목소리와 어조로 이야기하려고 애를 썼습니다. 다시 말해서, 아이들이 내가 그 이야기를 하는 것이 다른 이야기를 할 때와 같이 편하다고 느꼈을 경우에, 아이들은 섹스에 관한 질문과 걱정거리를 가지고 내게 오는 것을 더 망설이지 않았습니다.

그러나 당신이 질문에 대답하지 못한다면 어떻게 될까요? 어떤 경우에도 대답은 있습니다. "내가 잘 모르겠는데. 하지만 한번 알아보자."는 대답일지라도. 중요한 것은 당신이 어떻게 반응하느냐 하는 것입니다. 어떤 주제도 제한이 없다는 메시지를 전달할 수 있을 때, 당신은 효과적으로 섹스에 대해 자녀들에게 이야기하는 당신의 길을 가고 있는 것입니다.

잭 웰맨(Jack Wellman) 목사는 강력하게 충고했습니다. "당신의 자녀들이 당신에게 묻기가 두렵거나 어색한 질문이 있어서는 안 됩니다. 자녀들에게 그렇게 말하십시오. 그 안전지대는 신뢰를 구축하고 그들이 당신에게 와서 무슨 이야기든지 할 수 있는 분위기를 제공합니다. 그리고 특별히 그들이 섹스에 관한 문제를 들고 온다면 더할 나위 없이 좋은 상황이 되는 것입니다."[3]

결혼한 우리 딸들 중에 가장 나이가 적은 헤더가 최근에 이런 말을 했습니다. "섹스는 우리 저녁식탁의 대화였어요. 내가 묻기에 불편한 건 정말이지 아무 것도 없었어요. 내가 뭐든지 알고 싶은 게 있으면, 나는 엄마아빠에게 물을 수 있고, 대답을 해 주신다는 걸 알고 있었어요. 내놓아서는 안 되는 건 정말 하나도 기억이 안 나요. 지금도 여전히 내놓아서 안 될 건 없어요."

우리는 그 메시지가 우리 아이들에게 전달되었다는 것에 대해 감사히 여깁니다. 마음을 열고 정직하며, 어떤 것이든지 간에 당신의 자녀가 가지고 있는 질문에 대한 답을 기꺼이 찾는다면, 결코 후회가 없을 것입니다.

얼마나 자주 아이들에게
섹스에 관한 이야기를 해야 할까요?

내가 우리 아이들과 섹스에 대해 이야기를 얼마나 자주 나누어야 할까요, 분기별로 한 번, 한 달 혹은 두 달 혹은 일주일에 한 번 해야 할까요? 글쎄요, 중요한 것은 이야기를 얼마나 많이 하느냐가 아니라 같은 이야기를 다시 또 하고 또 하고 또 하는 것입니다. 반복은 중요한 과정입니다.

아이들은 대개 어떤 내용을 한번에 2~3분 이상 기억하지 못합니다. 어린이 건강 및 교육 기관인 칠드런 나우(Children Now)는 다음과 같이 진술합니다.

어린 아이들은 대부분 한 번에 조금씩 밖에는 들은 내용을 기억하지 못하기 때문에, 특정한 한 주제에 대해서 알아야 할 모든 것을 한 번의 대화로 다 배울 수는 없다. 그렇기 때문에 시간이 좀 지난 후에 아이에게 당신이 해 준 이야기에 대해서 기억하고 있는 것을 이야기해 보라고 묻는 것이 중요하다. 이것이 아이가 잘못 알고 있는 것을 시정해 주고 빠뜨린 것을 채워 주는 데 도움이 될 것이다.[1]

네 살짜리 자녀가 세 살 때 했던 것과 똑같은 질문을 한다고 해서 놀라지 말고, 똑같은 질문을 다섯 살이 되어서 또 한다고 해도 놀라지 마십시오. 당신은 이렇게 말하고 싶을 것입니다. "내가 전에 아기가 어디로 나오는지 이야기해 주었잖아." 혹은 "배꼽이 어딘지 벌써 여러 번 이야기해 주었을 텐데."

나(도티)는 최근에 성적 건강을 위한 의학연구소(Medical Institute for Sexual Health)의 조 매킬해니(Joe McIlhaney) 박사와 이야기를 나누었습니다. 그는 부모들은 자녀들이 생각하는 것보다 더 많이 자녀들과 섹스에 대해 이야기를 나누었다고 생각한다는 점을 지적했습니다. 거기에는 한 가지 중요한 이유가 있습니다. 부모들은 그 주제에 대해 너무 많지 않은 꼭 적당한 양의 내용을 가지고 확실하게 하기 위해서 신경을 많이 쓰게 됩니다. 그래서 그 순간을 잘 기억합니다. 반면에 아이들로서는 그냥 듣는 것뿐입니다. 그래서 그 순간이 그렇게 기억될 만하지는 않지요. 그것이 바로 우리가 인내심과 돕는 마음을 가지고 같은 말을 다시 또 다시 또 다시 반복해야 하는 까닭입니다.

섹스라는 주제는 상당히 복잡한 문제입니다. 그래서 우리 자녀들이 그것을 다 이해하기까지는 시간이 좀 걸릴 것입니다. "내슈빌에 사는 엄마 로라 하일맨(Laura Hileman)은 세 살짜리 아들이 자기 동생에게 설명해 주는 것을 들었습니다. '남자애들은 페니스가 있고, 여자애들은 중국이 있어.'(중국을 지칭하는 China가 여자의 성기를 지칭하는 Vagina와 발음이 비슷해서 아이가 착각한 듯: 역자 주) 당신의 자녀들이 그것을 완전히 구분하게 될 때까지 자꾸자꾸 질문을 한다고 해도 놀라지 마십시오."[2]

우리가 인내심을 가지고 기꺼이 다시 설명해 주고자(때로 더 자세하게) 할 때 그것은 우리 자녀에게 강한 메시지를 전해 줍니다.

많은 연구가 다음과 같은 결과를 보여 줍니다.

"(한 방에 끝내는 대화에 반대되는) 섹스에 관한 대화의 반복은 몇 가지 점에서 중요하다. 1) 반복은 부모가 전해 주는 성적 메시지에 대한 청소년의 이해와 처리와 수용을 증진시킨다. 2) 섹스에 관한 대화를 더 편안하게 느끼게 해 준다. 3) 청소년 자녀에게 부모의 깊은 관심을 전해 준다. 4) 부모와 청소년 자녀 사이의 관계를 더욱 밀접하게 발전시켜 주며, 이것은 청소년의 성적 건강을 촉진시키는 중요한 결과를 가져온다.[3]

　우리 자녀들에게는 대화의 반복이 부모들에게 보이는 것과 다르게 보입니다. 그들이 섹스에 대해 잘 이해하고 받아들이는 데에는 벽돌을 한 장 한 장 쌓아올리는 것과 같은 반복의 과정이 필요합니다. 그리고 그것은 우리가 같은 개념을 조금 다르게, 혹은 좀 더 깊은 의미로 다시 또 다시 또 다시 반복하는 것입니다.

섹스에 대한 이야기를 계속하면
아이들이 나를 섹스 강박증으로 보지 않을까요?

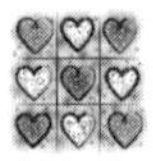

되풀이하다 – "지겹게 한 주제에 머무르다." 어떤 사람도 어떤 한 가지 주제에 관해 되풀이해서 듣는 것을 좋아하지 않습니다. 그렇습니다. 만약 우리가 섹스를 화제로 계속 되풀이해 말한다면 자녀들은 우리를 강박관념에 사로잡혔다고 생각할 것이고 우리하고 상대를 안 할 것입니다. 하지만 우리는 섹스에 대한 진실, 특별히 섹스에 대한 하나님의 계획, 목적, 울타리 등을 자녀들에게 주입시켜 주어야 합니다. 그러면 어떻게 해야 하나요?

되풀이해서 말하는 대신에, 실제 삶의 상황을 기회로 삼아서 그것을 **가르침의 순간**으로 바꾸십시오. 가르침의 순간이란 일상적인 상황을 이용해서 섹스에 관한 주제를 꺼낼 수 있도록 문을 여는 상황이나 기회를 말합니다. 그것이 당신의 자녀와의 어려운 주제, 민감한 사안, 섹스 그 자체, 혹은 다른 어떤 것에 대한 대화이든지 간에, 바로 그 순간 당신의 자녀와 소통해야 할 만큼 중요할 것입니다. 이 순간은 당신의 자녀가 컴퓨터에서 맞닥뜨렸든지, 친구에게 들었든지, TV나 비디오 혹은 어떤 포스터에서 본 어떤 것이나, 책에서 읽은 어떤 것에 의해 촉발될 수 있습니다. 이 기회들을 놓치지 마십시오.

이 가르침의 순간을 포착하는 것은 하나의 숙련된 "기술"입니다. 당신이 보다 많은 미디어를 다룰 줄 알수록 더 좋습니다. 이것은 당신이 인터넷, 영화, TV, 잡지, 만화, 신문, 블로그, 그리고 기타 소셜 미디어 메시지 등의 미디어를 통해 전달되는 내용들을 가치관과 행동에 관련하여 해석하고 평가하는 방법을 이해하고 있다는 것을 의미하기 때문입니다.

오늘날의 문화는 부모들에게 수많은 미디어를 가지고 가르침의 순간으로 바꿀 수 있는 기회를 제공합니다. 카이저패밀리재단(Kaiser Family Foundation)은 TV 방송프로그램에 관해서 다음과 같은 발표를 했습니다. "황금시간대에 방송되는 프로그램의 75%가 섹스에 관한 대화나 행동을 담고 있다."[1]

특별히 TV와 인터넷으로 대표되는 오락 매체들은 세계에서 으뜸가는 성적 영향을 미치는 교육자가 되었습니다. 그것은 너무 위태롭기 때문에 우리가 그 매체들의 파괴적인 내용들을 감시해야만 합니다. 우리는 자녀들과 소통을 함으로써 그 영향을 경감시킬 수 있으며, 긍정적인 것들로 바꿀 수도 있습니다.

예를 들어, 2012년 슈퍼볼 경기의 휴식시간 공연에서 엠아이에이(M.I.A. Maya Arulpragasam, 유명 대중 가수 겸 작곡가: 역자 주)가 카메라에 대고 가운데 손가락을 치켜 올렸을 때, 많은 사람들이 충격을 받았고, 어떤 사람들은 즐거워했습니다. 그녀는 신체의 일부인 손가락으로 심한 성적 욕설을 퍼부은 것입니다. 얼마나 많은 크리스천들이 그것을 보고 (적절하게도) 혐오감을 표시하긴 했지만, 한편으로는 아이에게 섹스에 관한 중요한 진실을 전해 줄 오랫동안 기억될 만한 황금과 같은 기회를 놓쳤겠습니까? 바로 그때가 부정적인 것을 가지고 긍정적인 것으로 바꿀 수 있는 가르침의 순간이었습니다.

내(조시)가 당시 각각 아홉 살 과 일곱 살이던 켈리와 션을 우리 밴에 태우고 가던 길이었습니다. 그 나이대의 다른 아이들처럼 그 아이들도 다투기 시작했습니다. 화가 북받친 션이 자기 누나에게 소리를 질렀습니다. "씨발!(F*** you!)" 나는 격분해서 아들을 심하게 야단칠 수도 있었습니다. 하지만 그 상황에서, 나는 어떤 놀라움이나 감정도 내비치지 않았습니다. 나는 션에게 물었습니다. "아들아, 너 그 말이 무슨 뜻인지 아니?" 션은 바로 대답했습니다. "몰라요!" 그러자 내가 물었습니다. "너 그 말을 어디서 들었니?" "학교에서요." 션이 대답했습니다.

나는 다시 션에게 말했습니다. "아들아, 내가 그 말이 무슨 뜻인지 말해 줄까?" 그러자 션이 눈을 가늘게 뜨고 말했습니다. "네!"

그 이후 10분은 아주 멋진 아이들과의 대화와 가르침의 시간이 되었습니다. 나는 그 말이 무슨 뜻인지 설명해 주었습니다. 나는 하나님께서 엄마와 아빠에게 주신 가장 아름다운 선물인 섹스를 그 말이 얼마나 가치를 손상시키는지 말해 주었습니다. 그리고는 왜 우리 집에서는 그런 말을 쓰지 않는지 일곱 살에서 아홉 살짜리 아이 수준에서 최대한 분명하게 설명하느라 애를 썼습니다. 그 사건은 션의 인생에 긍정적인 영향을 끼친 이상적인 가르침의 순간이 되었습니다.

우리 아이들과 의미 있는 가르침의 순간을 가질 수 있는 기회는 무궁무진합니다. 몇 차례가 되는지 간에 이런 작은 순간들이 부정적인 것을 잊지 못할 긍정적인 경험으로 바꿀 수 있으며, 그야말로 우리 아이들의 태도와 믿음과 이해와 행동에 영향을 줄 수 있습니다.

우리의 일상생활에서 가르침의 순간을 제공해 주는 부분들은 다음과 같습니다.

1. TV 및 다른 오락 매체들

미국 소아과학회(American Academy of Pediatrics)는 '성, 피임 그리고 매체'(Sexuality, Contraception, and the Media)에서 다음과 같이 보고했습니다.

미국의 어린이들은 일주일에 38시간 이상을 텔레비전, 비디오, 비디오게임, 음악, 인터넷과 같은 다양한 형태의 미디어에 바치고 있다. 고등학교를 졸업할 때까지 평균적으로 15,000시간을 텔레비전 시청에 낭비하게 된다는 것인데, 이것은 교실에서 보내게 되는 12,000시간보다 20% 이상 더 많은 시간이다. 뿐만 아니라, 미국의 청소년은 평균적으로 일 년에 거의 14,000개에 달하는 성적인 내용물을 보게 된다.[2]

뉴스는 가르침의 순간을 위한 자료들로 차고 넘칩니다. 청소년 임신방지를 위한 자료센터(Resource Center for Adolescent Pregnancy Prevention)가 개발한 부모교육 커리큘럼 "섹스를 기다림(Wait for Sex)"은 다음과 같은 통찰력을 제공해 줍니다. "당신과 자녀가 함께 TV 뉴스를 보고 있습니다. 기자가 성희롱 문제로 교육청을 대상으로 소송을 제기하는 어떤 중학교 1학년 여학생의 가정에 대해 보도합니다. 그 학교의 남학생 하나가 그 여학생의 몸, 특별히 가슴에 대해서 모욕적인 말을 반복적으로 해 왔다는 것입니다. 이것은 이성에 대해서 존중하는 태도를 갖는 것이 얼마나 중요한가에 대해 이야기할 수 있는 훌륭한 전환점이 될 수 있습니다."[3]

때때로 우리가 아이들과 함께 TV나 DVD를 시청하다가 두 사람 사이의 불륜의 관계를 묘사하거나 암시하는 내용이 불쑥 등장하여 곤혹스러운 상황을 만나곤 합니다. 그럴 때 우리는 그냥 TV를 정지시키고 가르침의 시간으로 전환합니다.

우리는 이렇게 말합니다. "얘들아, 지금 여기서 일어난 일은 뭐가 잘못됐지?" 그러면 아이들이 이야기하고 우리가 듣습니다.

"왜 그게 잘못이지?"

다시 아이들이 말할 때 끼어들지 않고 듣습니다.

"배우자 말고 다른 사람과 관계를 가지면 어떤 결과가 올 수 있지? TV나 DVD에서 나오는 것처럼 성적으로 행동하면 어떤 나쁜 결과들이 생기는지 너희가 본대로 말해 볼 수 있겠니?"

대개 아이들은 말을 못합니다. 오락 매체들이 대부분 혼외섹스의 부정적인 결과들은 절대로 보여 주지 않기 때문입니다. 예를 들면, 어떤 인물이 성병에 걸렸다는 내용을 TV에서는 거의 볼 수가 없습니다. 물론 그것은 실생활의 관점에서 볼 때는 완전히 비현실적인 이야기입니다.

오늘날, 미국에서 십대청소년 네 명 중 한 명은 성병에 감염됩니다. 올 한 해에만 300만 명의 젊은이들이 성병에 걸릴 것입니다. 12세에서 70세까지의 남자들 중 50%가 HPV(human papillomavirus: 인체유두종바이러스, 주로 여성의 질 안에 살면서, 생식기 암을 일으키는 바이러스-역자 주)에 감염됩니다. 이 병은 치료법도 없고, 콘돔도 별로 도움이 되지 않습니다. 그리고 매해 HIV(human immunodeficiency virus:

인간면역결핍 바이러스로 에이즈를 일으키는 바이러스: 역자 주) 보다
도 더 많이 여성들을 죽음에 몰아넣습니다. 그러나 그런 것은 TV나 영
화 같은 데서는 거의 볼 수 없습니다. 그것은 비현실적일 뿐 아니라 진
실을 호도하는 것이기도 합니다. 부도덕한 행동에는 반드시 결과가 따
릅니다. 성적인 결과에 대해서 미디어가 제시하는 그릇된 개념은 우리
에게 자녀들과 함께하는 이상적인 가르침의 순간을 제공해 줍니다.

가르침의 순간에 접근하는 또 다른 방법은 대화 전체를 하나님의
말씀과 섹스를 위한 하나님의 계획의 빛 안에 두는 것입니다. 당신이
자녀들과 함께 TV나 영화를 볼 때, 사람들이 잘못된 성적 선택을 하는
이야기를 많이 볼 것입니다. 그럴 때에 왜 하나님께서 섹스에 관해서
분명한 지침과 울타리들을 주셨는지 자녀들과 이야기해 보십시오. 이
기회를 성경말씀이 얼마나 의미가 있는지, 그리고 우리가 그 말씀을 지
키는 것이 얼마나 유익한 것인지를 강화하는 시간으로 이용하십시오.

미국심리학협회(American Psychology Association)도 훌륭한 조언을
제공해 줍니다.

분명하게 말해 주십시오. 만약 당신이 TV 프로그램이나 비디오,
CD, 청바지, 또는 인형을 싫어한다면, 왜 그런지 말해 주십시오.
딸과 대화를 하는 것이 그저 "안 돼, 넌 그걸 사면 안 돼, 혹은 넌
그걸 보면 안 돼!"라고 말하는 것보다 더 효과가 있습니다. 소녀들

의 긍정적인 이미지를 고취시키는 캠페인이나 회사 혹은 제품들을 후원해 주십시오. 어떤 제품들이 소녀들의 성적 이미지를 강조한 다면, 제조회사나 광고회사, 텔레비전이나 영화 제작자들, 소매상 들에게 항의하십시오.[4]

SIECUS(미국 성적 정보와 교육위원회, Sexual Information & Education Council of the U.S.)의 한 최근 보고서는 몇 가지 좋은 조언을 해 줍니다.

- 적극적인 방법으로 당신의 의견과 가치관을 나누십시오. 당신 의 생각을 이야기하십시오. 당신의 자녀들은 자신의 가치관을 형성해 나가는 데 있어서 당신의 가치관을 이해할 필요가 있습 니다.
- 가르침의 순간을 노리십시오. 농담이든, 노래든, 옥외광고든, TV광고든 어떤 주제를 이야기할 기회로 활용하십시오.
- 광고 시간을 이야기 시간으로 활용하십시오. 이 시간을 당신 자신의 짤막한 메시지를 전달하는 시간으로 삼으십시오. 자녀 들은 프로그램의 막간 시간에 더 주의를 기울일 것입니다.
- "나쁜" 프로그램도 대화를 촉발시킬 수 있다는 것을 명심하십 시오. 때로 그것은 어떤 인물의 행동에 대해 대화할 기회를 제

공할 것입니다.

- 민감해야 합니다. 당신의 자녀들은 자기 친구들이나 다른 어른들이 있는 자리에서 섹스에 관한 주제로 대화하는 것을 당신이 불편해 한다는 것을 알아챌 수도 있습니다.[5]

2. 임신한 여성

아이들은 모르는 사람이든지, 친척이나 친지 중에 임신한 여성을 볼 때 호기심이 발동하는 경우가 많습니다. 이때는 당신이 아이들의 질문에 대답해 주면서 자연스럽게 섹스에 대한 대화로 전환할 수 있는 시간입니다.

3. 실제 인물들의 실화

작가인 웬디 셀러스(Wendy Sellers)는 실화를 기회로 활용하는 방법을 알려 줍니다. "어린이들은 실제 인물의 이야기에 반응을 보입니다. 예를 들어, 이런 이야기를 하는 겁니다. '내가 방금 이런 이야기를 들었는데, 참 안 됐네. 내 사촌의 아들이 돈을 벌기 위해서 학교를 그만 두었다는구나. 걔가 자기 여자 친구와 같이 잤다는데, 그만 임신을 했다지 뭐냐. 그래서 아기를 키우려면 돈이 필요하니까 학교를 다 마치지도 못하고 돈을 벌어야 하는 거지. 넌 이 이야기를 들을 때 어떤 생각이 드니?'"[6] 이 실화는 훌륭한 가르침의 순간을 제공해 줍니다.

 못말리는 호기심, 솔직한 내답

힐스버러 카운티(Hillsborough County)에 있는 플로리다대학 분교의 가정생활지도사인 다이애나 콘버스(Diana Converse)는 다음의 여섯 가지 상황을 가르침의 순간으로 제시합니다.

4. 누드사진

"당신의 자녀가 친구와 함께 침대에서 낄낄거리고 있습니다. 뭐가 그리 재미있나 보려고 문을 열었더니, 아이들 둘이 백과사전에서 벌거벗은 여자의 사진을 보고 있습니다."[7] 이 순간은 강력한 가르침의 순간이 될 수 있습니다.

5. 지명수배 전단

"당신이 11살짜리 아들과 우체국에서 순서를 기다리며 서 있는데, 벽에 '지명수배' 전단이 붙어 있는 것을 발견했습니다. 그 수배된 범인들 가운데 한 명은 세 명의 여자를 강간한 사건으로 수배가 되어 있습니다."[8] 당신의 자녀에게 이야기할 수 있는 좋은 기회가 아닙니까?

6. 동성애

"당신이 자녀와 함께 쇼핑몰에 갔는데, 거기 두 남자가 손을 잡고 있는 것을 보게 됩니다."[9] 측은히 여기는 마음으로 동성애에 대해 설명할 수 있는 또 다른 가르침의 순간입니다.

7. 콘돔을 발견했을 때

"세탁기에서 빨래를 꺼내다가 당신의 아들 바지 주머니에서 콘돔을 발견했습니다."[10] 이런 상황은 좀 충격이 되기는 하지만, 똑같이 가르침의 순간이 될 수 있습니다.

8. 그릇된 성지식

"학교에서 차를 타고 집으로 오는 동안 열세 살짜리 딸이 말합니다. '엄마, 오늘 내가 애들한테 들었는데, 성관계 한 번으로는 임신이 안 된대.'"[11]

9. 가족 간의 다른 견해

"당신의 시어머니가 6개월짜리 손자(당신의 아들)의 기저귀를 갈아 주고 있습니다. 당신과 당신의 큰 아들이 기저귀 가는 것을 보고 있습니다. 시어머니가 아기의 손을 살짝 때리면서 말합니다. '이놈, 거기 아래 손대면 안 돼!'"[12] 당신은 즉각 어머니를 제지하고 말하고 싶을 것입니다. 하지만 그럴 땐 나중에 이 일을 가르침의 순간으로 활용할 수 있습니다.

10. 가족의 결혼식 앨범을 볼 때

정말 훌륭한 가르침의 순간이 됩니다.

11. 동물의 행동

우리 맥도웰 딸 중 하나가 들려준 이야기입니다. "나는 우리 엄마와 처음으로 터놓고 섹스에 대한 이야기를 했던 때를 엄마가 말해 줘서 알아요. 엄마랑 차를 타고 가고 있었는데, 내가 길가에서 소 한 마리가 다른 소의 등 뒤로 올라타는 것을 봤대요. 그래서 내가 저게 무슨 일이냐고 물었답니다. 엄마는 설명을 다 해 준 다음에 말했대요. '애야, 사람들이 저렇게 한다면 역겹지 않겠니?' 그리고 물론 그게 성관계에 대해서 우리가 함께 이야기한 첫 대화가 되었답니다. 그런데 이상한 것은 나는 그날 대화에 대해서 아무 기억이 없다는 거예요." 우리 딸아이가 그 상황을 기억하지는 못하지만 그것은 분명히 가르침의 순간이었고, 그런 식으로 조금씩 조금씩 우리는 섹스라는 하나님의 놀라운 선물을 이해할 수 있는 충분한 지식을 전해 준 것입니다.

12. 학교의 행사, 운동 경기, 연습, 학예회 등

우리가 네 아이들-켈리, 션, 캐티, 헤더-을 모두 데리고 레스토랑에서 식사를 하고 있었을 때 션이 말했습니다. "아빠, 오늘 우리 학교에서 어떤 분이 와서 섹스에 대해 이야기를 했어요. 그런데 우리는 그 분이 한 이야기에 동의하지 않아요." 나는 즉각 대답했습니다. "왜 그런데?"

그 다음 세 시간 정도, 우리는 캘리포니아 레이크사이드(Lakeside)

에 있는 스튜어트 앤더슨 스테이크하우스(Stuart Anderson Steakhouse)에서 가족 토론회를 열었습니다. 대학생이었던 웨이터는 계속 우리 주변을 서성거렸습니다. 마침내, 그 학생이 끼어들어 말했습니다. "얘들아, 너희들은 정말 행복한 줄 알아. 엄마 아빠가 너희들과 그런 이야기를 해 주시니 말이다. 우리 부모님은 나나 내 여동생에게 그런 얘길 한 번도 해 주신 적이 없어. 결국은 우리는 잘못된 선택을 한 적이 있단다." 이런 시간들을 가르침의 순간으로 활용하십시오.

13. 음악

뉴욕주립대학 알바니 캠퍼스(State University of New York at Albany)의 연구자들은 2009년 빌보드 차트 컨트리, 팝, R&B 부문에서 10위에 들었던 174곡의 노래 가사들을 분석하여 발표했습니다. 그들은 "노래들의 92%가 한 가지 이상의 성적 메시지를 담고 있는데, 한 곡당 평균 10.49 구절이 들어 있다는 것을 밝혀냈습니다."[13]

몇 해 전에 내(조시)가 션의 방에 들어갔을 때, 션은 새로 산 디페쉬 모드(Depeche Mode, 1980년대 영국에서 결성되어 성공을 거둔 영국의 대표적인 일레트로닉 팝 그룹: 역자 주)의 CD에서 곡 하나를 지우려고 애를 쓰고 있었습니다. 그때 션은 열두 살이었습니다.

"션, 도대체 뭘 하고 있는 거냐?" 내가 물었습니다.

"네, 노래 하나를 지워버리려고요."

"왜?"

"이건 우리 가정의 기준에 맞지 않아요. 그래서 지우려고요."

이것은 또 다른 형태의 가르침의 순간을 제공해 주었습니다. 나는 즉시 션에게 그가 한 선택에 대해 내가 얼마나 자랑스러워하는지 칭찬을 해 주었습니다.

PTA(Parent-Teacher Association, 학부모교사협회)를 위해 글을 쓰는 뎁 로프맨(Deb Roffman)은 다음과 같이 이것을 강조합니다. "당신이 그러한 가치들을 인정하지 않는 것(광고, 텔레비전 프로, 뮤직비디오 등)을 보게 될 때는, 그것을 자녀에게 지적해 주십시오. 당신 자녀의 문화 해석자가 되어 주셔야 합니다."[14]

14. 목욕시간

우리 딸 중 하나가 두 살 때의 일입니다. 내가 막 여행에서 돌아왔을 때, 도티가 내게 부탁을 했습니다. "여보, 아이들 목욕 좀 시켜 주시겠어요?" 나는 그러겠다고 말하고는 우리 안방 욕실로 가서 물을 틀어 욕조를 채우기 시작했습니다. 그리고는 딸에게 말했습니다. "애야, 이제 옷을 벗어라. 하지만 아직 물에 들어가지는 말아라." 나는 항상 아이들이 미끄러져 다칠까 봐 조심을 시켰습니다. 그래서 말했습니다. "아빠가 다시 올 때까지 기다려. 내가 놀래 줄 게 있단다."

나는 여행하던 중에 그 아이를 주려고 고무 오리를 하나 산 것이 있어서 그걸 가져오려고 한 것입니다. 내가 막 욕실로 되돌아가려고 할 때, 그 애가 날카로운 비명을 질렀습니다. 나는 방망이질치는 가슴으로 욕실을 향해 달려가면서 소리쳤습니다. "얘야, 무슨 일 있는 거니?" 어린 딸은 욕조 가장자리에 앉아서 자기 몸을 바라보고 있었습니다. 아이는 나를 바라보며 말했습니다. "아빠, 아빠, 내 페니스가 밖으로 나왔어요!"

이런, 딸아이가 자기 오빠를 보고서 한 말이었습니다. 두 살짜리가 무슨 생각을 했겠습니까? 아마도 자기가 페니스를 잃어버렸는데 그게 오빠한테 가 있다고 생각한 거겠지요. 진짜로 걱정이 되었던 모양입니다. 그것은 훌륭한 가르침의 순간이었습니다. "아니야, 아가야." 내가 말해 주었습니다. "하나님이 너를 그렇게 만드신 거야. 페니스를 가진 오빠 같은 사내아이들을 만드셨고, 질을 가진 너 같은 여자 아이들도 만드셨지. 하나님께서 하신 일이 놀랍지 않니? 자 이제 목욕하자."

그것은 20초 정도의 짧은 대화였습니다. 하지만 훌륭한 성교육이었습니다. 그게 바로 가르침의 순간이었지요. 앞에 이야기한 상황들과 훌륭한 대화로 이끌 수 있는 또 다른 상황들을 활용할 때에 기억하실 것은 어렸을 때부터 자녀들을 가르침의 순간에 참여시킨다면, 그들이 더 나이가 든 후에도 가르침의 순간에 당신과 함께 소통을 할 것이라는 사실입니다.

어느 정도까지
자녀의 세계를 관찰해야 할까요?

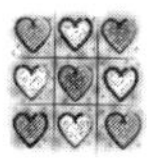

당신의 자녀를 보호하기 원한다면 자녀의 세계를 관찰(Monitor)하는 것은 오늘날의 세계에서 반드시 필요한 일입니다. 당신이 자녀들을 너무 많이 관찰한다면 걱정이 그렇게 많지 않겠지만, 너무 조금 한다면 걱정이 많을 것입니다.

당신이 관찰해야 할 부분은 어떤 것들일까요? 아시다시피 아이들의 친구와 가족들, 그들의 학교, 동아리, TV, 그들이 보는 영화나 비디오, 그들이 읽는 잡지, 그들이 듣는 음악, 그리고 물론 인터넷이 포함될 것입니다. 주문이 너무 많지만, 반드시 해야 할 것들입니다.

오늘날과 같은 세상에서 부모노릇을 하려면, 우리 자녀들의 세계를 관찰하는 일에 있어서 대담하고 흔들림이 없어야 할 것입니다. 우리는 예전에는 생각지도 못했던 인터넷이라는 미디어의 도전에 직면해 있습니다. 실제로, 우리 딸 캐티(취학 전 아이들의 엄마)는 최근에 나(도티)에게 이렇게 말했습니다. "난 우리 아이들을 걔네들 주변의 문화로부터 보호한다는 희망을 포기했어요." 캐티의 대안은 이렇습니다. "애들을 주변문화로부터 보호(차단)하는 것이 아니라, 그것을 위해 준비시키는 것인데, 그것을 이해하고 그것을 어떻게 다룰지를 알고 그것을 통과하도록 돕는 것입니다." 이러한 접근방법은 의도적인, 그리고 때로는 힘든 선택을 필요로 합니다.

우리는 우리 아이들의 세계에 뛰어들 창의적인 방법들을 찾을 수 있습니다. 한 고등학교 여학생의 엄마인 나(도티)의 자매는 창의적인 해결책을 발견한 훌륭한 모델입니다. 그녀는 교사자격증을 가졌지만 전업주부로서 엄마역할을 하기 원했습니다. 그러나 또한 딸의 세계 한가운데 함께하기를 원했습니다. 이 목표를 이루기 위해서 그녀는 딸의 학교에 보조교사로 일을 합니다. 이런 방법으로 그녀는 자기 딸이 어떤 아이들과 어울리는지, 어떤 선생들을 만나는지를 알 수 있고, 딸이 다니는 학교의 분위기를 제대로 파악할 수 있습니다. 물론 누구나 이런 이상적인 환경을 만들 수는 없습니다. 그러나 어쨌든 우리는 창의적으로 단호하게 선택할 수는 있습니다.

조시와 나는 이 점에 있어서 성실했으며, 오고가는 일에 대해 늘 분명하게 이야기할 것을 우리 아이들에게 요구했습니다. 우리는 아이들에게 어디를 가는지, 몇 시에 출발하고 도착할 것인지, 무엇을 하는지, 그리고 누구와 함께 있는지 등을 그대로 우리에게 이야기할 것을 요구했습니다. 이것은 시간과 노력과 결단력이 필요한 일이었습니다. 하지만 그것은 아이들의 안전과 우리 마음의 평안을 위해서 중요한 일이었습니다.

우리는 기본원칙을 세우고 통행금지 시간을 정하고, 그에 따라 행동할 것을 기대했습니다. 우리는 우리의 관점과 염려를 이해할 수 있도록 아이들도 원칙을 세우는 과정에 참여시켰습니다. 그렇게 하지 않으면 아이들이 반발할 수도 있다는 것을 알았기 때문에, 우리는 이 모든 일을 사랑의 관계라는 맥락에서 진행했습니다. "관계를 무시한 규칙은 때로 저항을 불러일으킨다."는 것을 기억하십시오.

우리 아이들이 나이가 들면서 점점 더 성숙해 가고 책임감을 보이게 되면서 우리는 그 고삐를 조금씩 풀어 주었습니다. 아이들이 각기 대학을 가거나 직장을 얻어 나가게 되면 이러한 선택들을 스스로 내려야 할 때가 다가온다는 것을 알기에, 이 "준비의 과정"을 거친 것입니다. 우리는 때때로 우리가 아이들을 관찰하고 통제하는 것이 잔소리꾼이 아니라 부모의 역할을 하기 위한 것임을 아이들에게 상기시켜 주어야 했습니다.

당신의 자녀가 이웃집에 가서 놀 때에도, 그 집에 누가 또 있는지 그리고 당신이 신뢰할 만한 어른이 맡고 있는지를 아는 것이 중요합니

다. 슬프게도, 때로 다른 아이들로부터 폭행을 당할 수도 있기 때문에
그 집에 누가 있는지를 알아야 합니다. 당신의 자녀들이 처음 가는 어
떤 곳에 가기 전에, 그 집에 음란물이 없다는 것을 확인해야 합니다. 우
리 가까이에 사는 한 젊은 부부는 그들의 아이들이 초대를 받으면 그 집
에 오빠가 있는지를 항상 물어봅니다. 그들의 방침은 만약 그 집에 오
빠가 있으면, 그 집에 가서 놀지 않고 자기 집에 와서 놀게 하는 것입
니다. 그리고 그들의 또 한 가지 방침은 십대소년에게 절대로 자기 아
이들을 돌보게 맡기지 않는 것입니다. 이것이 너무 엄격하게 보일 수도
있지만, 그것은 자녀들의 안전을 위한 조치일 뿐입니다.

당신의 자녀가 다니는 학교에서 무엇이 가르쳐지고 있는지 알아
야 합니다. 학교들은 당신이 어느 주에 살고 있는지, 또는 그 학교가 공
립인지 사립인지에 따라 상당히 다른 방침들을 가지고 있습니다.(역자
주: 미국의 경우는 주에 따라, 공립이나 사립 여부에 따라 우리나라에
비해 교육의 방향과 내용에 차이가 많다.) 개입하십시오. 교실에서 필
요한 일에 자원하십시오. 부모교사협의회 같은 데에 가서 교사들을 만
나십시오. 공공정책이나 당신이 속한 학군에 영향을 미칠 수 있는 법안
들이 어떻게 결정되는지 잘 지켜보십시오.

당신의 자녀들이 보고 있는 TV, 영화, DVD 같은 것들을 잘 관찰
하십시오. 각 가정은 자녀들에게 최선의 유익이 되는 방침을 정할 필요
가 있습니다. 이제 분가한 우리 아이 둘은 자기들의 집에 TV를 두지 않

기로 결정했습니다. 또 다른 아이 하나는 모든 TV 프로그램을 신중하게 검토합니다. 어떤 영화나 DVD가 나왔는지 계속 파악하면서 당신의 가정의 기준에 맞추어 관람 계획을 세우십시오. 이런 문제에 대해 토론하면서 "기회"로 활용하십시오. 아이들은 온갖 미디어들이 그릇된 메시지를 전하는 내용들로 넘쳐흐르고 있다는 것을 이해할 필요가 있습니다. 아이들이 읽는 것들과 듣는 것들을 할 수 있는 대로 많이 읽고 들으십시오. 그러면 당신은 자녀들이 좋아하는 책과 음악들로부터 흘러나오는 메시지에 대해서 그들과 소통할 수 있을 것입니다. 이런 종류의 감시는 당신에게 자녀들과 가까워질 수 있는 더 많은 기회와 이해할 수 있는 더 많은 기회, 밀착될 수 있는 더 많은 기회를 제공해 줄 것입니다.

어린이와 인터넷에 관하여 27세의 관점에서 본 지혜

오늘날 우리 아이들이 인터넷에 접속하는 것은 불가피한 일입니다.[1] 돌아갈 길이 없습니다. 학교에서도 인터넷을 통해서만 할 수 있는 숙제를 내주는 쪽으로 가고 있습니다.

우리가 사용할 수 있는 어린이 보호용 소프트웨어들이 많이 있습니다. 어떤 것들은 요금을 내야 하고, 어떤 것들은 무료로 사용할 수 있습니다. 어떤 소프트웨어들은 스마트 기기들에서도 사용할 수 있는가 하면, 어떤 것은 그렇지 않습니다. 고려해 볼 수 있는 소프트웨어들은 다음과 같습니다.

X3 Watch － 유료/무료	www.x3watch.com/
Total Net Guard － 유료	http://afo.net/
Bsecure － 유료	www.bsecure.com/
Net Nanny － 유료	www.netnanny.com/
Covenant Eyes － 유료	http://covenanteyes.com/
K9 Web Protection － 무료	www1.k9webprotection.com/
Safe Eyes － 무료	www.internetsafety.com/
Cyber Sitter － 유료	www.cybersitter.com/
Pure Sight － 유료	www.puresight.com/

우리가 알아야 할 것은 유해사이트차단 소프트웨어가 완전한 해결책은 아니라는 것입니다. 소프트웨어가 대부분의 사이트는 차단하지만 모든 사이트를 다 차단하지는 못하며 이메일도 차단하지 못합니다.

우리 자녀들을 보호하기 위해서 나는 다음과 같은 단계를 밟습니다.

1. 밤 9시 이후에는 컴퓨터와 스마트폰을 모두 끈다. "밤 10시 이후에는 좋은 일은 일어나지 않는다."는 말이 있다.
2. 아이들에게 자기 방에서 밤새 컴퓨터나 텔레비전 혹은 스마트 기기를 사용하는 것을 허용하지 않는다.

3. 아이들의 친구와 그들의 부모를 알아야 한다. 나는 아이들에게 크리스천이 아닌 친구는 사귀지 말라고 하지는 않지만, 그런 아이들이 우리 집에 놀러오기를 원한다. 나는 우리 아이들이 다른 집에 갈 때는, 그들이 나와 비슷한 기준을 가진 사람들이라는 것을 알기를 원한다.

4. 우리 아이들이 인터넷에 접속하는 것을 그들이 태어날 때부터 자동적으로 부여받은 권리가 아니라 특권인 것을 이해하기를 바란다. 나를 고리타분하고 구식이라고 하겠지만, 우리 아이들이 책을 읽을 때나 바깥에 나가 놀 때에 상상력을 활용하기를 바란다.

5. 우리 아이들에게 인터넷에 접속할 수 있는 시간을 할당해 준다. 나는 어떤 소프트웨어 제작사가 부모들에게 보상 시스템으로서 인터넷 사용시간을 활용하도록 한 것을 보았다. 아이들은 심부름을 하거나 집안일을 도울 때마다 인터넷 사용시간을 모을 수 있다. 나는 침대를 정리하면 10분, 설거지를 하면 10분, 집안 청소를 하면 20분, 이런 식으로 보상해 주는 아이디어를 좋아한다.

6. 우리 집에서 컴퓨터를 공개되지 않는 장소나 격리된 곳에 두지 않는다.

7. 우리 아이가 컴퓨터나 스마트기기를 하고 있는 동안에는 잠을

자지 않는다.

8. 마지막으로, 자녀들을 위해 만든 규칙은 나도 다 지킨다. 나는 내 삶의 모든 면에서 나의 자녀들에게 따를 만한 본보기가 되기를 원한다. 그것은 인터넷과 소셜 미디어에 대해서도 나부터 준수하고 주의하는 것을 포함한다.

이 규범이 어떤 사람들에게는 과보호하는 것으로 보일 수도 있습니다. 그러나 우리가 어느 한 편으로 지나치다 싶을 정도로 나가야 한다면, 과보호하는 쪽으로 지나치는 것이 낫다고 생각합니다.

디지털 음란물에 훼손당한 가정

*신분 노출을 피하기 위해 가명을 사용하였음.

2012년 1월 어느 날, 멜리사와 톰, 그리고 그 자녀들의 삶은 완전히 바뀌어버렸다.* 그들의 열세 살 된 큰 아들 카일을 조사하기 위해 경찰이 들이닥쳤다. 심문 중에 카일은 자신이 포르노에 중독되어 있으며, 자신의 두 동기(형제나 자매) 및 그들의 집을 자주 방문했던 한 어린 소년과 성적인 접촉을 가져왔었다고 시인했다. 멜리사와 톰은 너무 큰 충격을 받았다. 카일은 그날 집에서 끌려 나갔고, 소년미결구금에 처해졌다. 그는 세 가지의 성폭행으로 기소되었는데, 그 중의 하나는 흉악범죄에 해당하는 것이었다.

멜리사와 톰은 자녀들을 주의 훈계로 양육해 왔다. 그들은 아이들에게 옳고 그른 것을 분별하도록 가르쳤고, 그들을 위해 기도해 왔고, 교육을 시켰고, 그들이 할 수 있는 최선을 다해 보호해 왔다. 그들은 자기 자녀들 중 누구도 음란물을 보리라고 결코 생각하지 않았고, 그래서 신경을 쓰지 않았던 것이다. 그러나 그들은 포르노의 능력과 접근의 용이성을 너무도 몰랐던 것이다.

카일은 포르노에 노출되었고 매우 빠르게 중독에 빠졌다. 그는 자기 부모의 방에 몰래 들어가서는 아무런 차단 프로그램도 설치되어 있지 않은 컴퓨터를 사용했다. 그는 또 친구와 함께 스마트폰으로 포르노를 보았다. 그는 가끔 친구를 집으로 데려와서 휴대폰을 사용했는데, 멜리사에게는 "크리스천 음악"을 들으려 한다고 집안의 와이파이 비밀번호를 묻기도 했다. 그녀는 별생각 없이 비밀번호를 가르쳐 주었는데, 휴대폰에서 와이파이 비밀번호가 한 번 사용되면 다음에는 언제나 자동으로 접속된다는 사실을 생각하지 못했던 것이다. 카일은 자신이 본 것을 감당할 수 없었다. 그는 그 영상들을 머릿속에서 지울 수 없었고, 그 영상에 따라 성폭행을 저질렀던 것이다.

열세 살의 나이에 카일의 인생은 완전히 바뀌어 버렸다. 친척집에서 일정 기간 가택연금을 거친 뒤에, 그는 지금 보호관찰에 처해져 있으며, 2년간의 강도 높은 치료 프로그램을 거치고 있다. 최근에 와서야 그는 형제 중 한 명을 접촉할 수 있도록 허용되었다. 그리고 치료 프로그램이 다 끝날 때까지 집에 돌아오지 못할 것이다. "성폭행 소년범"이라는 그의 신분은 일생 동안 모든 신원조회에 나타날 것이다.

카일은 잡힌 후에 자기 이야기를 들려 주고 싶어 했다. 그는 자기 친구들이나 그들의 부모들에게 음란물과 중독의 길에서 멀리 벗어나도록 경고해 달라고 멜리사와 톰에게 요청을 했다. 그리스도의 사랑을 알도록 양육 받은 그의 성장 배경은 음란물로부터 그를 지켜 내지 못했다. 그러나 그의 삶에서 일어난 일을 다루는 데 있어서는 그 이후로 도움이 되고 있다. 그는 무릎을 꿇고 죄 사함을 위해 기도하고 있으며, 자신의 이야기가 다른 사람들에게 영향을 끼칠 수 있도록 기도하고 있다.

20

관찰이 사생활 침해가 될 때는
어떤 경우인가요?

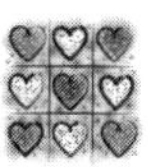

자녀들이 성장하면서, 사생활은 아이들에게 점점 더 중요한 일이 됩니다. 젊은이에게 사생활을 보장해 주는 것은 당신이 그를 신뢰하고 존중한다는 것을 입증해 주는 일입니다. 그러한 신뢰와 존중은 마땅히 주어져야 합니다.

우리 맥도웰 집안에서 세운 한 가지 원칙은 아이들을 위해 "침실 문 잠그지 않기" 방침입니다. 그들의 부모로서 우리는 침실 문을 잠글 수 있습니다. 분명한 이유가 있지요. 하지만 아이들은 방문을 잠가서는 안 됩니다. 물론 우리도 우리 아이들과, 그들도 사적인 시간이 필요하다는 것을 존중합니다. 몇 시간 동안 닫힌 문 안에서 아이들이 무엇을 하고 있을지 무척 궁금함에도 불구하고, 우리는 자녀들의 사생활을 존중하기 때문에 아이들에게 그들의 방에 들어가기 전에는 반드시 노크를 하겠다고 이야기했습니다.

우리가 여러 차례 닫힌 문 앞에 서서 들어가기 전에 손가락 마디로 문을 두드리며 아이들을 불렀기 때문에, 우리 아이들은 우리가 방에 들어가기 전에는 항상 노크를 한다는 것을 알았습니다. 그 방침으로 인해 아이들은 우리를 더 존경하고 신뢰하게 되었습니다. 아동전문가 메리 밴 클레이(Mary Van Clay)는 다음과 같이 이야기합니다.

> 신뢰와 존중의 분위기가 조성되어 있고 당신 자녀의 사생활이 존중된다면, 그 신뢰와 존중이 더욱 커질 뿐만 아니라, 당신의 자녀는 개인적이라고 여겨지는 어떤 것(예를 들어, 시간, 자신의 몸, 자기의 방이나 공간 등)에 대해서든지 자기 자신의 경계를 설정하는 것을 실행할 기회를 갖게 된다.[1]

그러나 당신은 자녀의 페이스북 페이지를 어떻게 다루겠습니까? 자녀의 이메일도 역시 사적으로 인정되어야 할까요? 아니면 당신 자녀의 문자 메시지나 이메일에 접속하겠습니까? 우리의 대답은 "그렇습니다!"입니다. 당신은 자녀의 모든 소셜 네트워크 계정에 접속해야 합니다. 자녀의 방은 그들의 페이스북 페이지와 같지 않습니다. 당신의 자녀가 사용하는 페이스북이나 이메일 같은 어떤 소셜 미디어 계정도 당신이 접속해 들어갈 수 있어야 합니다. 사이버 공간에서 당신 자녀의 행동을 관찰하는 것은 부모로서의 당신의 권리와 책임에 속할 뿐만 아니라, 그들을 보호하기 위한 당신의 수단이기도 합니다.

어쨌든, 자녀의 디지털 공간에 밀치고 들어가는 대신에, 방의 문을 노크하는 것과 같이 당신이 어떻게 자녀의 네트워크 계정에 접속해 들어갈 것인지 아들이나 딸과 타협하는 것을 고려해 보십시오. 자녀들의 공간에 초대받지 않은 채로 침입해 들어가기보다는 신뢰와 존중을 계속 세워 나갈 수 있는 방안을 찾기 위해 자녀들과 타협을 시도해 보십시오. 당신은 그들의 아이디와 비밀번호를 요구합니까, 혹은 당신이 그들의 세계의 일부가 되기 원한다는 것을 자녀들이 이해하도록 돕습니까? 당신의 어린 자녀에게 자기의 스마트폰을 사 주기보다는, 인터넷에 접속할 수 없는 일반 폰을 사 주는 것을 고려해 보십시오. 먼저 자녀들과 서로 양해가 이루어진 후에, 항상 자녀의 방에 들어가기 전에 "문"을 두드리는 것을 잊지 마십시오.

자녀들의 "첫사랑"에 대해
어떻게 반응해야 할까요?

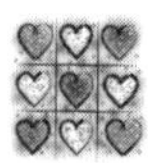

당신의 "첫사랑"을 기억하십니까? 보통은 "풋사랑"이라고들 하지요. 처음 손을 잡았을 때나, 처음 키스했을 때를 기억하시나요? 그리고 당신이 "사랑"했던 그 사람이 더 이상 당신을 "사랑"하지 않는다고 했을 때, 세상이 다 끝난 것 같았던 그때를 기억하십니까? 지금 되돌아보면 참 유치한 일처럼 여겨지기도 하지만, 그때는 정말 심각한 일이었지요.

어찌됐든 많은 부모들이 젊은 날의 그 느낌들이 얼마나 소중했는지를 잊어버리고 있는 것 같습니다. 물론 그것이 진실한 사랑이 아니었지만, 그때는 그것을 몰랐었지요. 그렇지 않습니까? 만약 그때 누군가가 우리에게 그것이 진실한 사랑이 아니라고 말하려고 했다면, 우리는 우습게 여겨지고 무시당한다고 느꼈을 것입니다. 오늘날 우리 자녀들도 마찬가지입니다.

성장하면서 아이들은 우리가 자기들을 나이에 관계없이 성숙한 사람으로 인정해 주고 자기 스스로 결정을 내릴 수 있게 해 주기를 원합니다. 우리가 자녀들에게 그들이 지금 현재 느끼고 있는 열정과 마음의 고통은 "풋사랑"에 지나지 않는 것이라고 이야기해 주는 것은 전혀 도움이 되지 않습니다. 물론 틀림없이 그들은 더 자랄 것이고 나중에 웃으면서 되돌아보게 되겠지만, 지금은 그 이야기를 듣고 싶어 하지 않습니다. 그들의 "첫사랑"에 대한 우리의 태도는 우리가 그들의 세계에 대해 진정 걱정하고 이해하고 있는지 아니면 전혀 감을 못 잡고 있는지, 둘 중 하나를 확신시켜 줄 것입니다.

자녀들이 마음에 "사랑의 열병"을 앓고 있는 것을 볼 때, 그들을 놀리거나 그들의 감정을 무시하는 대신에, 이것을 긍정적인 대화를 이끌어 내는 완벽한 기회로 삼을 수 있습니다. 이때 우리 자녀의 첫사랑의 경험을 진지하게 받아들여야 하며, 그것을 하찮게 여기거나 미성숙하게 본다는 느낌을 주어서는 안 됩니다. 사실, 한 연구에 따르면, 그것은 "한 사람이 느낄 수 있는 가장 의미 있고 강렬한 사랑"일 수도 있습니다.[1]

시간을 내서 당신도 이러한 감정을 경험했다는 것과, 그것은 바로 당신의 자녀가 성장하고 있음을 보여 주는 의미 있는 징조라는 것을 설명해 주십시오. 이것을 진실한 사랑이 어떤 것인지에 대해 이야기하는 기회로 활용하십시오(3장 참조). "나한테 이야기해 줘!" 혹은 "너 지금 그런 감정을 느끼기 시작한다는 게 정말 신나지 않니?"와 같은 식으로 열렬한 관심을 보여 주십시오. 이 단계에서 당신의 자녀를 지지해 줌으로써, 그들이 의미 있게 여기는 일에 대해 당신이 관심을 가지고 있으며 당신은 언제나 그들의 편이라는 메시지를 분명하게 전달하는 것입니다. 지금 그들이 감정을 내보인다는 것은 그들이 당신의 지지를 이후로도 다시 또 다시 더욱 필요로 한다는 의미입니다.

런던대학교(University College London)의 뇌과학자들은 젊은 연인들이 자기 남자친구나 여자친구를 생각할 때의 뇌의 상태를 스캔하여 다음과 같은 사실을 발견했습니다.

"뇌의 따로 구분되는 네 부분이 매우 활동적이 된다. 이것은 사랑에 빠진다는 것이 정신과 몸의 거의 모든 부분을 사로잡는 총체적인 감정이라는 사실을 확인시켜 준다."[2]

십대의 임신을 막기 위한 국가적 캠페인(The National Campaign to Prevent Teen Pregnancy)은 십대들이 보내온 답장들을 모아서 추린 "말대꾸하기(Talking Back)"라는 문집을 출간했습니다. 한 십대가 보내온 답장입니다. "우리에게 섹스와 사랑과 관계에 대해서 정직하게 말해 주세요. 우리가 어리다는 것이 사랑에 빠질 수 없다는 뜻은 아니잖아요. …

이런 감정들은 우리에게 아주 실제적이고 강렬합니다. 우리가 상처를 입거나 남에게 상처를 주지 않게, 그 감정들을 안전하게 다룰 수 있도록 우리를 도와주세요."[3]

당신의 자녀가 가지고 있는 감정들을 있는 그대로 인정해 준다면, 아이들은 인정받고, 이해받고, 사랑받고 있다고 느낄 것입니다.

자녀를 위해 어떤 성적 규칙이나
경계선을 설정해야 할까요?

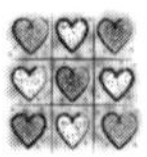

　규칙은 중요합니다. 경계선은 꼭 필요합니다. 그리고 우리는 자녀들을 위해 그것들을 설정해야 합니다. 그러나 우리가 기억해야 할 중요한 사실은 "관계가 결여된 규칙은 반항을 불러온다."는 것입니다. 모든 규칙과 경계들을 자녀와의 사랑하는 관계라는 상황 안에 놓으십시오. 당신 자녀를 위한 경계선 설정을 시작하고자 한다면, 이 책의 3, 4, 5장을 다시 읽고 싶을 것입니다.

　우리가 말한 대로, 하나님께서 우리에게 "안 돼!"라고 말씀하시거나 경계를 설정하실 때는 언제나 우리를 보호하시고 양육한다는 두 가지 사랑의 동기에서 그렇게 하시는 것입니다. 당신도 자녀를 위해 성적인 규칙과 경계들을 설정할 때에, 그들에게 당신도 그와 같은 사랑의 동기를 가지고 있다는 사실을 알려 주십시오.

나(조시)는 보호와 양육이라는 규율의 특성을 설명해 줄 수 있는 "우산 예화"라는 좋은 방법을 발견했습니다.

나는 규율은 우산과 같다고 설명합니다. 밖에 비가 내린다면, 당신은 우산을 씁니다. 그 우산 아래 있는 한, 당신은 우산의 보호와 혜택 아래 있게 됩니다. 당신은 비로부터 보호받으며, 방수의 혜택을 누리게 됩니다. 그러나 만일 당신이 의도적으로 그 우산 아래로부터 벗어난다면, 당신은 자신을 그 보호와 혜택으로부터 제외시키게 되고 그 결과로 인한 고통을 겪게 됩니다. 당신의 선택에는 대가가 따릅니다.

우리가 어떤 경계를 설정할 때 우리가 그들을 사랑하고 그들을 보호하며 양육하기 원하기 때문에 그렇게 한다는 것을 우리 자녀들이 인식하는 것은 중요합니다. 그것을 기반으로 하여, 어떤 경계들이 설정되는 것이 좋을까요? 우리는 다섯 가지를 제안합니다.

1. 데이트 경계선

우리 부모들이 한 가지 큰 질문을 만나게 되는 것은 우리 자녀들이 데이트를 시작하게 될 때입니다. 미국에서는 많은 청소년들이 열한 살이나 열두 살 쯤, 아주 어린 나이에 데이트를 시작합니다. 하지만 그저 "다른 아이들이 다 하니까"라는 이유로 당신의 자녀가 데이트를 시작하게 해서는 안 됩니다.

당신의 자녀가 데이트를 하도록 허락할 적당한 시기는 당신이 부모로서 자녀가 책임감 있게 데이트를 할 수 있을 만큼 충분히 성숙했다고 확신할 수 있을 때입니다. 이것은 당신의 자녀가 우리가 3장에서 언급한 길, 즉 순결과 신실함 그리고 하나님과 같은 사랑을 표현하겠다는 도덕적 기준들을 세울 준비가 되어 있는가를 의미하는 것입니다. 젊은이는 이러한 기준들을 설정하고 지킬 수 있어야 합니다. 만약 당신의 자녀가 이 기준들을 지킬 준비가 되어 있지 않다면, 그 아이는 혼전 섹스를 향한 충동의 압박에 대해 거부할 준비가 되어 있지 않은 것입니다. 그리고 그런 자녀는 분명코 아직 데이트를 해서는 안 됩니다.

또 한 가지 문제는 당신의 자녀와 그(그녀)가 데이트 하고자 하는 상대 사이의 나이차에 대한 고려입니다. '십대의 의도하지 않은 임신을 막기 위한 캠페인'(The Campaign to Prevent Teen Unplanned Pregnancy)은 부모들에게 "당신의 딸에게 자기보다 너무 나이가 많은 남자와 데이트를 하지 않도록 강력하게 주장하십시오. 그리고 아들에게는 자기보다 나이가 많이 어린 여자 아이와 진지한 관계를 발전시키는 것을 허락하지 마십시오."[1]라고 마땅하고도 강력한 권고를 하고 있습니다. 그들의 권고는 계속됩니다.

어린 소녀들에게 자기보다 나이가 많은 남자가 매력적으로 보일 수 있습니다. 그러나 감당할 수 없는 위험의 요인들이 증가하는 것은 남자 아이와 여자 아이의 나이차가 많을 때입니다. 두 살이나 최대한 세 살 정도로 나이차에 제한을 두도록 하십시오. 나이 많은 남자와 어린 여자 사이의 힘의 차이는 여자 아이들을 원하지 않는 섹스와 같은 위험한 상황에 처하게 할 수 있습니다.[2]

포커스온더패밀리(Focus on the Family)의 가정구성연구(Family Formation Studies)의 책임자인 글렌 스탠튼(Glenn Stanton)은 다음과 같이 설명합니다. "십대들을 위해 건전하고 합리적인 규율을 설정하는 부모들은 자기 자녀들이 성적 행동에 물드는 것을 거의 경험하지 않는다. 이런 부모들은 건전한 규율을 설정하며, 십대 자녀들이 누구와 데이트를 하며 어디를 가는지 신중하게 감독하고, 합리적인 통행금지시간을 요구한다."[3]

2. 오락 및 미디어 경계선

조사결과는 다음과 같은 사실을 보여 줍니다. "텔레비전에서 성적 내용물을 많이 보는 십대청소년들은 더 쉽게 성적 행동에 빠진다. 텔레비전을 많이 보는 십대청소년들은 동정을 유지하는 것에 대해 부정적인 태도를 갖는 경향을 보인다. 그리고 성적 내용물을 실제처럼 보는 십대청소년들은 성적 내용물의 영향을 더 많이 받는 것으로 나타났다." 이러한 진술에 비추어 다음의 사실을 깊이 생각해 보십시오. "학생들은 평균적으로 학교에 들어가기 전에 5,000시간 정도 텔레비전을 시청한다."[4] 그러나 아이들은 오늘날 오락을 위한 선택에 있어서 TV보다는 인터넷을 선호하고 있습니다.[5]

경계선들은 아이들이 오락물을 시청하거나 다루는 시간의 양, 언제 어디서 하느냐 등에 대해서 설정되어야 합니다.

3. 술과 마약에 대한 경계선

우리는 우리 자녀들에게 사람들이 술이나 마약을 복용할 때 올바른 도덕적 선택을 할 자유뿐만 아니라 책임 있게 행동할 자유까지도 상실하게 된다는 것을 지속적으로 가르쳐 왔습니다. 예를 들어, 성행위와 오럴 섹스에 미치는 마약이나 알코올의 영향을 보십시오. 몇 해 전에 "청소년 위기행동 감시보고서(Youth Risk Behavior Surveillance Report)"는 다음과 같은 사실을 보여 주었습니다.[6]

- 현재 성적으로 문란한 학생들 중 25.6%(남자 30.9%, 여자 20.7%)가 최근의 성행위 도중 마약이나 술을 복용한 것으로 조사되었다.

- 현재 성적으로 문란한 학생들 중 12학년(고3)의 25.4%, 11학년(고2)의 24.7%, 10학년(고1)의 24%가 최근의 성행위 도중 마약이나 술을 복용한 것으로 조사되었다.
- 현재 성적으로 문란한 학생들 중 흑인 학생의 17.8%, 히스패닉(멕시코나 스페인 등 라틴 계열을 일컬음: 역자 주) 학생의 24.1%, 백인 학생의 27.8%가 최근의 성행위 도중 마약이나 술을 복용한 것으로 조사되었다.

4. 빈 집 경계선

연구결과들은 십대들이 보통 학교가 끝난 후 부모가 직장에서 돌아오기 전에 집에서 성행위를 하는 것으로 보고합니다. 집에 어른이 아무도 없을 때는 이성 친구를 집에 데려와서는 안 된다는 경계선을 설정해야 합니다. "농담하지 마세요! 엄마, 아빠, 날 못 믿는다는 거예요?"라고 소리를 지를지도 모릅니다. 당신이 자녀들을 얼마나 사랑하는지 그들이 알기를 원하고, 그들을 보살피고 보호하기 원한다면 이것은 분명합니다.

에듀케이션닷컴(Education.com)은 다음과 같이 보고합니다.[7]

- 일주일에 부모의 5시간 이내로 감독 없이 지내는 남자의 75.1%

와 여자의 59.4%가 성행위를 한 것에 비해, 일주일에 30시간 이상 부모의 감독 없이 지내는 남자의 87.6%와 여자의 72.5%가 성행위를 한 것으로 조사되었다.

- 일주일에 부모의 5시간 이내로 감독 없이 지내는 남자의 5.7%와 여자의 15.3%가 성병에 감염된 적이 있는 것에 비해, 일주일에 30시간 이상 부모의 감독 없이 지내는 남자의 13.6%와 여자의 19.5%가 성병에 감염된 적이 있는 것으로 조사되었다.
- 남자의 43%와 여자의 27.9%가 자신의 집에서 성행위를 한 적이 있는 것으로 조사되었다.

하베스트(Harvest) USA(www.harvestusa.org)에서 발췌한 매우 실용적인 문구입니다.

외박은 음란물에 대한 노출이나 다른 성적인 실험을 위한 트로이의 목마가 될 수 있다. 다른 가정(교인들의 가정이라 해도)은 현대기술의 위험성을 당신과 같이 심각하게 여기지 않는다고 추정하라. 당신의 십대 자녀가 자신이 어떤 타협할 만한 상황에 처해 있든지, 반드시 분명한 행동의 계획(태워다 달라고 집에 전화하는 것 등을 포함해서)을 세우도록 하라.

5. 컴퓨터, 휴대폰, 모바일 기기, 인터넷 등에 대한 경계선

이제 50% 이상의 인터넷 접속이 더 이상 컴퓨터를 통해 이루어지지 않고 휴대용 기기(스마트폰, 태블릿 PC, e-book 등)를 통해 이루어지고 있습니다. 많은 부모들이 컴퓨터를 침실이 아닌 집안의 공개된 장소에 놓도록 하고 있으며, 또한 모든 인터넷 접속 기기들을 자는 시간에는 부모의 방에 놓도록 하고 있습니다.

하베스트 USA는 자녀들에게 성적인 압력들에 대해 거부하도록 돕는 분야의 일로 교회와 가정들을 지원하는 기독교 사역기관입니다. 그들은 부모들이 해야 할 일에 대해 다음과 같이 지적합니다.

당신의 십대자녀들로 하여금 당신이 그들과, 하나님과 동행하는 데 있어서 현대기기의 위험에 대해 사랑을 가지고 감시한다는 것을 알려 주십시오. 그들에게 당신의 감시를 동료집단으로부터 받는 압력을 물리치는 수단으로 사용하도록 허락해 주십시오. 그러면 그들은 이렇게 말할 수 있을 것입니다. "나는 우리 부모님에게 발각될 것을 알기 때문에 그렇게 할 수 없어." 이것은 크리스천 젊은이들이 진정으로 원하는 보호의 울타리를 제공해 줄 것입니다.[8]

옛 서부에서는 한 점포에 의해 "총은 들어올 때 맡기시오."라는 방침이 시행되게 되었습니다. 이 아이디어는 그 장소를 안전하게 유지하기 위한 것이었습니다. 한 젊은 어머니가 이와 비슷한 방법으로 아이들의 친구들이 집에 놀러올 때 자기 가정을 보호하는 데 도움이 되는 아이디어를 냈습니다. 그녀는 "스마트폰은 들어올 때 맡기시오."라는 방침을 시행했습니다. 그녀는 아이들이 인터넷에 접속하지 않고도 SD카드 같은 것을 사용해서 전화기 안에 음란물을 저장하여 볼 수 있다는 것을 알았습니다. 그래서 그녀의 집안에서 음란물을 보는 것을 막기 위해 옛 서부 점포들에서 했던 것과 같이 들어올 때 스마트폰을 모두 걷은 다음, 나갈 때 돌려 주었습니다.

컴퓨터를 통한 인터넷 사용에 관해서 하베스트 USA는 강력히 권고합니다.

성능이 좋은 인터넷 차단 프로그램을 구입하십시오. 어떤 형태의 차단이나 여과 장치도 없이 인터넷 접속을 한다는 것은 지혜롭지 못한 일입니다. 컴퓨터를 사용하는 모든 가족-아빠, 엄마, 자녀들 모두-을 커브넌트 아이즈(Covenant Eyes)와 같은 "사용내역 공유 프로그램"에 집어넣는 것을 고려해 보십시오. 이 프로그램은 부적절한 사용에 대한 내용을 공유 파트너들에게 이메일로 알려 줍니다. 당신은 자신의 인터넷 사용에 관한 책임의 본보기가 될 필요가 있으며, 또한 당신 자신이 자녀의 사용내역 보고서 수신자가 되는 것을 원할 것입니다.[9]

휴대용 기기들을 위한 유해사이트 차단 프로그램도 이용가능하다는 것을 기억하십시오.

우리는 19장에서 이러한 여과 프로그램들을 열거했었는데, 여기에 다시 반복합니다.

X3 Watch – 유료/무료	**www.x3watch.com/**
Total Net Guard – 유료	**http://afo.net/**
Bsecure – 유료	**www.bsecure.com/**
Net Nanny – 유료	**www.netnanny.com/**
Covenant Eyes – 유료	**http://covenanteyes.com/**
K9 Web Protection – 무료	**www1.k9webprotection.com/**
Safe Eyes – 무료	**www.internetsafety.com/**
Cyber Sitter – 유료	**www.cybersitter.com/**
Pure Sight – 유료	**www.puresight.com/**

그리고,

인터넷 사용기록, 휴대폰 사용과 문자 메시지 기록, 유튜브의 조회기록, 그리고 페이스북 페이지와 누구와 친구를 맺고 있는지를 정기적으로 살펴보고, MMORPG(massive multiplayer online role playing game: 다중접속 역할수행 게임: 여러 사람이 동시에 접속하여 각기 역할을 분담하여 게임을 하는 방식. 역자 주)를 함께 하는 친구가 누구인지 알아 보십시오. 마이스페이스(MySpace) 유형의 사이트 사용을 허용하는 것을 주의하십시오. 때때로 십대들이 그런 곳에서 이중생활을 만들기도 하고, 인터넷 상의 가짜 친밀감에 빠지기도 하며, 실제 세계를 배제하고 가상의 커뮤니티에서 소속감을 찾기도 합니다.[10]

그 외에도 당신이 가정에서 설정해야 할 다른 "경계선"이 많이 있습니다. 한 가지 매우 중요한 경계선은 신체적이든 언어적이든 성폭행에 관한 것입니다. 「건강과 체력(*Health and Fitness*)」에 실린 "어린이들에게 건강한 성에 대해 가르치기(Teaching Children About Healthy Sexuality)"라는 기사에서 이것을 정확하게 설명해 줍니다.

> 부모들은 자녀들에게 개인적인 공간과 타인의 성적 신체부위를 존중하도록 가르쳐야 하는 중요한 과제가 있다. 만지지 말라는 규율은 다음과 같이 가르칠 수 있다. "다른 사람의 성적 신체부위는 건드리지 말라." "누군가 너의 성적 신체부위를 만지거든 내게 말해야 한다."[11]

이러한 것들이 우리가 자녀들과 함께 그들을 위해 세워야 할 경계선의 종류들입니다. 당신의 자녀들에게 누군가가(가족일지라도) "은밀한 부위"를 만지려고 할 때 "안 돼요!"라고 단호하게 말하도록 가르쳐 주십시오. "안 돼요!"라고 말해도 괜찮을 뿐 아니라, 만약에 그런 접촉이 일어났다면 아이들이 당신에게 오는 것이 중요하다는 것도 계속해서 강조해 주십시오.

당신이 자녀들과 함께 그들을 위해 세우는 경계선들은 우리가 앞에서 이야기했던 우산과 같습니다. 그 경계선들 중 어느 하나도 당신의 자녀를 보호하고 보살피고자 하는 당신의 사랑의 행동이 아닌 것이 없습니다. 어떤 다른 것보다도 당신의 자녀로 하여금 당신이 지금 하고 있는 일은 그들을 사랑하기 때문이라는 것을 알게 해 주십시오. 그들이 그 경계선들을 좋아하지 않거나 당신의 생각을 다 이해하지 못할지도 모르지만, 그들은 당신이 자기들을 사랑하기 때문에 그렇게 하고 있다는 것은 알 수 있을 것입니다.

아이들이 기다리기를 기대하는 것은 얼마나 현실적인가요?

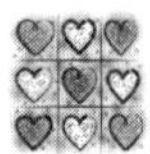

캘리포니아 주의 로스앤젤리스에서 고속도로를 따라 달리다 보면 커다란 광고판이 서 있는데, 거기엔 이렇게 쓰여 있습니다. "당신이 섹스를 해야 한다면, 콘돔을 착용하십시오." 내(조시)가 이것을 보았을 때 이런 생각이 들었습니다. 이게 무슨 뜻일까? "섹스를 해야 한다면"? 섹스가 생명을 유지하는 데 필수적인 것인가? 사람이 마셔야 하는 것처럼, 살기 위해서 섹스를 해야 하는 것인가?

몇 해 전에 루스 박사(Dr. Ruth)라는 이름으로 활동했던 한 여성은 미국은 물론 전 세계에 걸쳐 "섹스 전문가"로 유명세를 떨쳤습니다. 그녀는 작은 체구에 나이가 든 여성으로 직설적이며 때로 유머러스한 화법으로 대학의 초청강사로서 매우 인기가 높았습니다.

신시내티대학교(University of Cincinnati)에서 강연 중 질의응답 시간에 한 학생이 질문을 했습니다. "루스 박사님, 제가 기다릴 수 없다면 어떻게 하지요?" 그녀가 대답했습니다. "젊은이, 당신에게 기다리라고 하는 것은 비현실적인 일이지요. 학생의 성욕은 너무 강합니다." 청중은 박장대소하며 한바탕 소동이 일었습니다.

이 대답에 비추어 이런 질문들을 생각해 봅시다. "내 여자 친구는 원하지 않는데, 내가 원할 때는 어떻게 하나?" 젊은이에게 기다리라고 하는 것은 과연 비현실적입니까? 루스 박사가 "성욕이 너무 강하다"고 말하지 않았습니까? 그러면 남자가 "성적 욕구"가 일어난다면 정말 우리는 그에게 참고 기다릴 것을 기대할 수 없는 것인가요? 그러면 그건 우리가 강간범에게 참기를 기대한다는 것이 비현실적이라는 뜻입니까?

루스 박사와 젊은 세대 전체가 알아야 할 것은 우리는 하나님의 형상으로 지음을 받은 인간이지, 통제할 수 없는 충동과 본능에 의해 내몰리는 동물이 아니라는 것입니다. 성적 행위를 하는 것은 선택입니다. 나는 루스 박사나 다른 "섹스 전문가" 강사들도 여자가 자기와의 섹스를 원치 않을 때 남자가 참고 기다리며 자제하는 것이 현실적이라는 데 동의할 것이라고 확신합니다. 실제로, 남자가 여자에게 강요하는 것은 법적으로 허용되지 않는 일입니다.

그토록 남자의 성욕은 너무 강한가요, 아니면 그렇지 않은가요? 우리 자녀들이 듣는 이야기는 이런 것입니다. '여자가 성관계를 원한다면 … 그러면 젊은 남자의 성욕이 너무 강하다.' '그러나 만약 여자가 성관계를 원하지 않는다면? 그러면 젊은 남자의 성욕이 너무 강하지 않은 것인가?' 헛갈리지요? 이런 식의 성에 대한 철학은 일관성도 없고 논리적이지도 못합니다. 이러한 접근방식으로, 우리가 어떻게 이런 젊은이들(결혼할 때까지 참고 기다릴 수 없다는 이야기를 들은)이 혼인관계에 충실할 것이라고 기대할 수 있겠습니까? 만약 결혼한 남자가 자기와 성관계를 갖기 원하는 다른 여자를 만났다면, 그때도 그의 성욕이 "너무 강하기" 때문에 그에게 아내에게 충실할 것을 기대하는 것이 비현실적인가요?

우리는 우리의 젊은이들에게 순결은 현실적이며, 하나님과 도덕적 사회에 의해 요구된다는 것을 가르칠 필요가 있습니다. 우리는 머리로 생각하는 것이지 사타구니로 생각하는 것이 아닙니다. 섹스는 선택의 문제이며, 그 선택은 긍정적이거나 부정적인 결과를 초래합니다.

미스 블랙 캘리포니아(Miss Black America)로 선발되었던 라키타 가스(Lakita Garth)는 한 인터뷰에서 성적 행동의 결과에 대해 다음과 같이 이야기했습니다.

나는 몇 해 전에 CF를 찍고 있었습니다. 그것은 환타 소프트드링크의 광고였는데, 잠시 휴식을 취하고 있었습니다. 내가 알지 못하는 한 여자가 내게 와서 말했습니다. "라키타, 그래 당신 성생활은 어때요?" 나는 그녀가 단도직입적으로 그런 질문을 해와 망연자실했습니다. 그래서 대답했지요. "죄송합니다만, 전 성생활이 없는데요."

그러자 그녀가 다시 말했습니다. "자, 당신의 최근 성적 경험에 대해 내게 이야기해 봐요." 내가 말했습니다. "난 섹스를 한 경험이 없는데요."

그녀는 입이 떡 벌어졌습니다. 그리고 말했습니다. "당신 주변에 있었던 남자들이 왜 그걸 안 했는지 난 도무지 믿을 수가 없네. 당신 인생에 중요한 걸 빠뜨렸다고 느끼지 않나요?"

나는 말했습니다. "당신 이거 알아요? 당신 말이 옳아요. 난 빠뜨렸어요. 나는 다음 날 아침에 일어나서 임신 테스트용지가 무슨 색으로 변하는지 보려고 기다릴 때 느끼는 조마조마한 긴장감을 빠뜨렸어요. 그리고 내가 빠뜨린 건 산부인과에 나를 임신시킨 남자친구와 함께 가지 않고, 왜냐하면 내가 임신했을 때 그가 원한 것은 오로지 낙태시키는 것이었기 때문에, 내 친한 친구 손을 잡고 병원에 들어가는 바로 그 일이죠. 그리고 빠뜨린 게 또 있어요. 내 룸메이트 중 한 명이 해마다 같은 시기가 되면 자기가 낙태를 시켜서 태어나지도 못했던 아이를 기억하면서 느끼는 그 감정 말이지요.

그리고 내가 빠뜨린 건 에이즈 말기환자병원 침대에서 천정을 바라보며 일어나는 거예요. 내 친구 로드(Rod)처럼 말이죠. 로드는 자기가 남자답다고 생각했어요. 그런데 그가 거기 있었지요. 그는 누구나 그렇게 하고 있다는 거짓말에 인생을 투자했어요. 그가 죽기 전에 내게 애원하면서 말한 것은 내가 지금까지 살아온 삶을 절대로 중단하지 말라는 것이었어요. 그래요, 당신 말이 옳아요. 내 인생에는 빠뜨린 게 참 많아요.”[1]

선택은 결과를 낳습니다. 당신의 자녀들이 결혼 전까지 섹스를 하지 않고 결혼 후에도 신실함을 지키기로 선택한다면, 감사하게도 그들은 많은 고통과 상처를 빠뜨리게 될 것입니다. 그러므로 당신의 젊은이들이 바른 도덕적 선택을 할 것을 기대하는 것은 비현실적인 일이 아닙니다. 우리는 성적으로 순결하고 신실하게 사는 것이 하나님께서 우리에게 가르치시는 삶의 방식이며 우리를 보호하시고 양육하시기 위해서 그렇게 하신다는 것을 진정으로 자녀들에게 가르쳐야 할 필요가 있습니다.

24

아이들이 적절하게 이성을 상대하게 하려면
어떻게 해야 할까요?

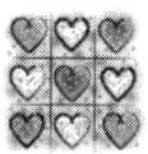

그토록 많은 젊은이들이 성적인 경계선 없이 지내는 것이 걱정스럽지 않습니까? 커다란 쇼핑몰 같은 곳에서 열두 살이나, 열세 살, 열네 살 혹은 그 이상 된 아이들이 어떤 행동을 하는지 살펴본 적이 있습니까? 마치 아무도 그들에게 도덕적인 경계선이나 남자가 어떻게 여자를 대해야 하는지를 가르치지 않은 것처럼 보입니다. 그러면 어떻게 당신의 어린 딸이나 아들이 자라면서 이성을 적절하게 대하도록 하겠습니까? 어릴 때부터 이성을 존중하도록 자녀들을 가르칠 수 있다면, 그것은 그들로 하여금 오랫동안 도덕적으로 순결하게 살도록 도울 것이기 때문입니다.

이것을 전달하는 가장 효과적인 방법은 우리 자신의 결혼생활에서 사랑과 존중의 본보기를 보이는 것입니다. 자녀들은 우리의 태도와 행동을 관찰하고 우리가 서로를 어떻게 대하는지 보면서 어떻게 존중하거나 무시하는가를 배우고 있습니다.

이것이 이상하게 들릴 수도 있겠지만, 어린 딸에게 이성을 존중하고 대하는 법을 가르치는 가장 좋은 방법은 아빠가 딸을 데리고 나가 데이트를 하는 것입니다. 이것은 데이트를 할 때 어떤 기준을 기대할 수 있는지를 그녀로 하여금 알게 해 주는 데 도움이 될 것입니다. 이 방법은 우리 딸들에게 상당히 긍정적인 효과가 있었습니다. 우리 큰 딸 켈리가 다음과 같이 이야기합니다.

내가 어렸을 때 아빠는 내 동생과 나를 데리고 나가 데이트를 하면서 말씀해 주셨어요. "만약에 남자애가 너를 이런 식으로 대우하지 않는다면, 걔한테서 떠날 필요가 있단다." 아빠는 우리를 위해서 문을 열어 주셨고, 예의바르게 행동하셨고, 친절하게 이야기하는 등 남자가 젊은 여자를 존중하는 행동의 본보기를 보여 주셨어요. 나는 이제 그 일이 어떤 의미가 있는지 더 잘 이해할 수 있어요. 데이트는 내가 어떤 사람을 알아 가는 시간이었지, 어떤 것 때문에 부담을 느끼는 시간이 아니었어요. 아빠와의 데이트는 내가 익숙하지 않은 일을 하게 될 때 부담을 느끼지 않도록 만들어 주는 아빠의 은밀한 방법이었습니다. 그 작은 일 하나가 나로 하여금 경계선을 넘게 하는 압력을 거부할 수 있도록 도와주었습니다.

가정과 결혼 상담가인 코리 앨런(Corey Allen)은 말합니다. "당신이 아빠라면 딸을 데리고 나가 데이트하는 것을 지금 시작하십시오. 남자가 어떻게 행동해야 하는지, 그녀를 위해 문을 잡아 주고, 그녀에게 이야기하고 귀를 기울여 주고, 데이트할 때 어떤 옷을 입는지 본보기를 보여 주십시오. 이것은 훗날 그녀의 데이트를 위해 높은 빗장을 쳐놓게 될 것입니다. 아들들에게도 똑같이 적용될 수 있습니다. 엄마가 아이들을 데리고 나가서 숙녀가 어떻게 행동하는지를 보여 줄 수 있습니다."[1]

아빠들이여, 시간을 내서 아빠와 딸의 데이트, 아빠와 아들의 데이트를 위해 스케줄을 잡으십시오. 함께 나가서 좋아하는 음식을 먹거나 아이들이 즐기는 활동을 하십시오. 엄마들이여, 아들을 데리고 나가서 함께 무언가를 하십시오. 아들 앞에서 여자가 남자에게 어떤 대우를 받기 원하는지를 보여 주십시오. 당신의 자녀에게 이성을 어떻게 대해야 하는지 가르치는 가장 좋은 방법은 실례를 보여 주는 것입니다. 당신은 자녀들이 어떻게 행동해야 하는가에 있어서 본보기입니다.

"음란문자"는 어떤가요,
그것에 대해 어떻게 해야 하나요?

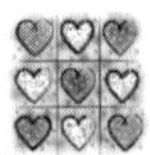

음란문자(Sexting)는 휴대폰 이용자들이 성적인 내용의 문자나 사진, 동영상 등을 주고받는 메시지 전송의 한 형태입니다.

여기 오늘날 가정들이 직면하고 있는 실제상황 몇 가지를 소개합니다.

• 미국에서 12세에서 17세의 청소년의 75%가 휴대폰을 가지고 있으며, 그들 중 88%가 문자 메시지를 사용합니다. 십대청소년들은 한 달에 평균 3,146개의 문자를 보내며, 9세에서 12세의 아이들은 한 달 평균 1,146개의 문자를 보내고 있습니다.[1] 이 통계가 쇼킹하게 보이지만, 정작 그들은 놀라지 않습니다. 휴대폰은 학

교나, 집이나, 차 안이나 어디에서든지 아이들의 손에 붙어 있습니다. 이 기기는 "음란문자"의 전송에도 사용되는 첨단기술의 수단이기도 합니다. 다음과 같은 사실을 알고 있었습니까?

- 십대청소년의 20%가 자신의 나체사진 혹은 반나체사진을 보내거나 게시한 적이 있다.
- 십대청소년의 39%가 외설적인 메시지를 보내거나 게시한 적이 있다.

외설적인 메시지를 보내거나 게시한 적이 있는 아이들 중에서

- 십대소녀들의 71%와 십대소년들의 67%가 자신의 남자친구나 여자친구에게 이 내용을 보낸 적이 있다.
- 십대소녀들의 21%와 십대소년들의 39%가 자기가 데이트하고 싶은 상대에게 이 내용을 보낸 적이 있다.
- 십대소녀들의 66%와 십대소년들의 60%가 "재미로 혹은 장난삼아" 그렇게 했다고 한다.
- 십대소녀들의 40%가 "농담"으로 외설적인 메시지나 영상을 보냈다고 한다.[2]

십대들은 음란문자를 그저 "장난거리"로 여길 수 있겠지만, 실제

로 그것은 중죄로 여겨집니다. 지난 몇 해 동안, 다수의 십대청소년들이 휴대폰으로 성적인 영상들을 보내거나 받은 일로 인해 성범죄자로 기소되었습니다. 법적으로 볼 때, 음란문자는 아동음란물 제작이고, 그것을 보내는 것은 아동음란물 거래에 해당됩니다. 십대들은 음란문자를 주고받는 것이 개인적인 일이어서 다른 사람이 보지 않을 것이라고 생각하지만, 그 영상들은 쉽게 그리고 흔히 친구들 사이에서 공유됩니다.

그러면 우리가 어떻게 할 수 있을까요?

청소년 전문가 알 멘코니(Al Mencony)는 다음의 다섯 가지 실제적인 아이디어와 제안을 내놓고 있습니다.

- 자녀들이 휴대폰으로 문자메시지를 할 필요가 있는지 없는지를 신중하게 검토하라.
- 언제 어디서 할 것인지 규칙을 정하라. 식사 중이나, 수업 중에, 가족의 외출 중에는 문자메시지를 금지하라. 아, 그리고 잘 때는 반드시 휴대폰을 꺼놓도록 하라.
- 아이들이 다른 일에 집중해야 할 경우에는 문자메시지를 금지하라. 이것은 운전도 포함한다. 절반 가까운 십대청소년들이 운전

하면서(미국에서는 대개 만 16세면 운전면허를 딸 수 있다.–역자 주), 걸어가면서, 혹은 다른 사람과 이야기하면서 문자메시지를 하도록 허용되고 있다. 어떤 주에서는 운전 중에 문자메시지를 하는 것은 법에 저촉된다.

- 그릇된 사용의 결과들을 설정하라. 예를 들면, 시험에서의 부정행위, 부적절한 메시지, 성적인 소통 등. 이것들은 모두 해서는 안 되는 일이다. 당신의 뜻을 관철시키고 싶은가? 자녀에게서 일주일 동안 휴대폰을 압수하라.

- 당신의 자녀가 올바르게 문자메시지를 하고 있지 않다고 짐작된다면, 당신은 언제든지 그들의 메시지를 봐도 된다. 물론, 염탐하는 것처럼 느껴질 수도 있지만, 부모로서 우리의 첫 번째 임무는 자녀들로 하여금 이 강력한 첨단기기를 반드시 안전하고 책임 있게 사용하도록 하는 것이다.[3]

하나님께서는 인간을 성적인 존재로 만드셨습니다. 우리 자녀들은 건전한 방식으로든지 불건전한 방식으로든지 그들의 성을 표현하게 될 것입니다. 성교육 전문가인 로건 레브코프(Logan Levkoff)는 말합니다. "아이들은 자기들의 성을 표현할 방법을 찾고 있습니다. 특별히 이런 말을 들을 때는 더 그렇습니다. '그런 거 하러 나가지 마라!' 십대들이 육체적으로는 아무 짓도 하지 않고 자신들의 첨단기기를 활용하여

성을 표현한다는 것은 조금도 놀라운 일이 아닙니다."[4]

우리 자녀들에게 단순히 "하라"와 "하지 말라"를 주는 대신에, 우리는 이 음란문자에 관한 화제를 그들을 이러한 현상에 대한 대화로 이끌어 내는 데 활용할 수 있습니다. 이 기회를 당신의 자녀에게 섹스에 대한 하나님의 디자인을 가르치는 데 활용하십시오. 우리 아이들이 음란문자에 첫 번째로 빠지게 되는 두 가지 이유는 자기들의 성을 표현하고자 하는 것과 또래들과 어울리려고 하는 것이다. 인생의 이 취약한 단계에서, 우리 모두가 그렇듯이 아이들 또한 받아들여지기를 갈망합니다. 당신이 섹스에 대해 자녀들에게 가르칠 때, 당신은 사실상 그들에게 새로 생겨난 성적인 느낌을 따라서 그들을 이끌어 가는 것입니다. 그리고 당신이 그렇게 하면, 자녀들은 자기들의 느낌을 우리가 학교나 TV 혹은 인터넷에서 자주 보는 것과 같이 부적절하게 표현하는 대신, 건전한 방식으로 표현하는 법을 배우게 될 것입니다.

자녀들이 성적 압력을 거부하도록
어떻게 도울 수 있을까요?

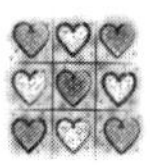

오늘날 우리 아이들은 혼전 섹스를 받아들이라는 엄청난 압력 아래 있습니다. 그들은 하나님께서 그의 형상이라는 맥락 안에서 섹스를 창조하셨고, 섹스는 경계선이라는 맥락 속에서 경험되어야 하며, 관계라는 맥락 속에서 가르쳐져야 한다는 것을 이해할 필요가 있습니다. 이 내용은 이 책의 처음 다섯 장에 걸쳐서 철저하게 다루어진 바 있습니다. 그러나 우리 자녀들로 하여금 그들이 부딪치게 될 압력들과 유혹들을 미리 예측하고 준비시키는 것은 매우 중요합니다.

십대청소년의 삶에 있어서 사회적 압력이나 또래집단의 압력은 매우 강력한 영향력입니다. 우리 자녀들이 부딪치는 성적 유혹은 그것이 다가오는 것을 알지 못한다면 거부하거나 다루는 법을 알기가 힘듭니다.

먼저 당신의 젊은이들이 이런 개념들을 이해하도록 도와주십시오.

- 그렇게 보일지라도, 누구나 그렇게 하고 있는 것은 아니다.
- 성관계를 갖는 것을 거부한다고 해서 내숭쟁이나 어린아이가 되는 것은 아니다. 그것은 그들이 장점과 단점을 신중하게 고려하여 결혼 전의 섹스는 도덕적으로 옳지 않으며 자신들에게 최선의 유익이 아니라는 결론을 내렸음을 보여 주는 것이다.
- 성관계를 갖는다고 청소년이 어른이 되는 것이 아니다.
- 성관계는 결코 사랑의 증거나 시금석이 아니다.
- 성적인 관계가 좋지 않은 관계의 문제를 해결해 주지 못한다.
- 자존감이 높을수록 또래집단의 압력에 저항하는 데 도움이 된다. 자아의식이 강한 십대는 인정과 수용을 강력하게 원하는 십대들에 비해 또래집단의 압력에 대해 영향을 적게 받는다.
- 젊은이가 자신에게 유익하지 않은 방향으로 행동하도록 압력을 받을 때에 활용할 수 있는 "반격"의 요령들이 있다.

아래 열거한 압력에 대한 반격요령들은 당신이 십대자녀들에게 하나씩 하나씩 가르쳐 준다면 그들에게 크게 도움이 될 것입니다. 이 중에서 한 번에 하나나 둘씩 아이들과 함께 이야기를 나누어 보십시오. 자녀들에게 정말 도움이 될 것입니다.

 못말리는호기심, 솔직한 대답

다가오는 압력과 그에 대한 반격요령[1]

압력	반격요령
"어이 왜 그래, 이건 누구나 다 하는 거야!"	"난 상관없어, 난 누구나가 아니거든. 그리고 사실 누구나 다 하지도 않아. 자기가 한다고 말하는 아이들 중에도 하지 않는 애들이 있을 걸."
"네가 날 사랑한다면, 나하고 같이 자려고 할 걸."	"네가 정말 날 사랑한다면 내가 싫다는 걸 억지로 시키려고 하지 않을 걸."
"네가 날 사랑한다면, ~~하려고 할 걸."	"네가 그렇게 생각한다면, 그건 섹스를 할 이유가 아니라 널 떠날 좋은 이유다."[2]
"네가 날 사랑한다면, 나에게 ~~하게 할 거야."	"네가 진짜 날 사랑한다면, 그런 요구는 하지도 않을 걸!"
"네가 ~~하지 않는다면, 그건 날 사랑하지 않는다는 뜻이지."	"네가 그런 말 하는 걸 보니 날 사랑하지 않는 게 분명하구나."
"네가 나하고 섹스를 하지 않으면, 너와 헤어지겠어."	"너의 여자친구가 되는 것이 너와 관계를 가져야 하는 거라면, 난 네 여자친구가 되지 않는 편이 나을 것 같구나."
"너 나 좋아하지 않아?"	"좋아해. 하지만 난 널 존중하기도 해. 넌 멋진(예쁜) 사람이야. 그래서 너를 좀 더 잘 알고 싶어."
"섹스가 우리를 더 가깝게 만들어 줄 거야."	"천만에, 난 임신할까 봐 걱정이 되는데."

“너 왜 나랑 섹스를 안 하려고 하는 거니?”

“하고 싶지 않으니까.”(더 이상의 설명이 필요 없다.)

“누구나 다 하고 있는 거야.”

“그러면 다른 사람 찾아보는 게 전혀 어렵지 않겠네.”

“우리 전에 섹스 했잖아. 그런데 왜 지금은 싫다는 거야?”

“난 생각을 바꾸기로 했거든. 이건 내 몸이고, 내 인생이야. 그리고 난 이제 기다릴 거거든.”

“야, 우리 하자. 너도 하고 싶잖아.”

“뭐라고? 내가 하고 싶다고? 말도 안 되는 소리하지 마. 난 싫다고!”

“오늘 밤에 너희 부모님 집에 안 계시잖아. 너희 집으로 가자.”

(비장의 무기를 여기서 써야 한다. 부모님 핑계를 대라.) “우리 집으로 가자고? 그건 안 돼! 우리 부모님은 집에 안 계실 때 남자를 집에 데려오는 걸 절대 허락하지 않으시거든.”

“섹스를 하고 남자가 돼라.”

“나 남자야!”

“네가 날 남자로 만들어 줄래?”

“섹스가 남자 되는 거랑 무슨 상관이 있니?”

“네 친구들은 다들 하고 있어.”

“그럼 가서 내 친구랑 놀아.”

“경험 없는 여자랑 결혼하려는 사람은 아무도 없어.”

“난 그 예외가 될 거야.”

“넌 네가 뭘 놓치고 있는지 모르는구나.”

“나도 똑같은 생각인 걸.”(너도 네가 뭘 놓치고 있는지 모르고 있어.)

“난 어쩔 수가 없어.”

“지금 네가 어쩔 수 없다면, 나중엔 어쩔 수 있겠니?”

“난 널 너무 사랑해.”

“날 위해 기다려줄 수 있을 만큼 사랑해?”

"다 그렇게 되는 거야."

"섹스는 어쩌다가 그렇게 되는 게 아니야. 그건 선택하는 거야. 그걸 절대 잊지 마라."

"섹스는 아름다운 거야."

"그래, 섹스는 너무 아름다워서 결혼할 때까지 기다릴 만한 거야."

"우리는 서로에게만 전념하잖아. 그건 아무 의미가 없는 거야?"

"전념하는 게 결혼은 아니잖아. 진정한 전념은 결혼이지.

성적으로 문란한 젊은이가
어떻게 새 출발을 위한 순결한 마음을 되찾을 수 있을까요?

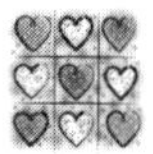

때로 젊은이가 성적 행위를 저지르고 난 후에 죄책감이나 수치심 혹은 무가치하다는 느낌을 갖게 될 수 있습니다. 그럴 때 당신은 그 젊은이에게 용서-특별히 하나님의 용서-를 경험하게 할 수 있는 귀중한 기회를 얻게 되는 것입니다.

일반적으로 성적인 범죄는 두 사람 사이에서 일어나지만, 일차적으로는 하나님을 거스르는 범죄입니다. 다윗 왕은 비통하게 하나님께 부르짖었습니다. "내가 주께만 범죄하여 주의 목전에 악을 행하였사오니"(시편 51:4). 다윗은 왜 이렇게 부르짖었으며, 그의 죄는 무엇이었습니까?

성경 전체를 통해서 하나님께서는 믿음의 사람들의 엄청난 실수들을 본보기로 보여 주시는 은혜를 우리에게 베풀어 주십니다. 다윗은 "하나님의 마음에 합한 사람"이었지만, 밧세바라는 여인과 간통을 저질러 그녀에게 임신을 시켰고, 이 죄를 은폐하기 위해서 그녀의 남편을 전투의 일선에 내보내 죽게 하였습니다. 다윗은 밧세바와 그녀의 남편에게 죄를 저질렀지만, 궁극적으로는 하나님 앞에 죄를 범한 것입니다. 왜 그렇습니까?

하나님께서 우리를 창조하신 것은 우리로 하나님과 온전한 관계 안에서 살며, 그분의 선한 계명들을 지키고, 그분에 대한 신뢰와 순종을 통해서 하나님과 함께하는 삶을 누리도록 하기 위한 것입니다. 그렇기 때문에 우리가 죄를 범할 때 하나님께서는 우리 마음을 책망하십니다. 우리가 죄를 범할 때 하나님께서 우리 마음에 죄책감과 수치심을 느끼게 하시는 것은 참으로 하나님의 은혜입니다. 왜냐하면 그것 때문에 우리가 용서를 구하게 되고, 그럴 때 하나님께서는 기쁨으로 용서하시기 때문입니다. 성경은 이렇게 말씀합니다. "만일 우리가 우리 죄를 자백하면 그는 미쁘시고 의로우사 우리 죄를 사하시며 우리를 모든 불의에서 깨끗하게 하실 것이요"(요한일서 1:9).

우리가 우리 자신의 죄 때문에 벌을 받는 것은 지극히 당연한 것이지만, 성경은 다음과 같이 선언합니다. "우리의 죄를 따라 우리를 처벌하지는 아니하시며 우리의 죄악을 따라 우리에게 그대로 갚지는 아니하셨으니 이는 하늘이 땅에서 높음 같이 그를 경외하는 자에게 그의 인자

하심이 크심이로다. 동이 서에서 먼 것 같이 우리의 죄과를 우리에게서 멀리 옮기셨으며"(시편 103:10~12).

다윗은 왜 "북이 남에서 먼 것 같이"라고 하지 않고 "동이 서에서 먼 것 같이"라고 했을까요? "동에서 서"는 무한함에 대한 히브리식 표현입니다. 북에서 남은 거리를 잴 수 있지만(북극과 남극이라는 끝이 있기 때문에), 동에서 서는 거리를 잴 수 없습니다. 당신이 동쪽에서 서쪽으로나, 서쪽에서 동쪽으로 이동한다면 끝없이 가게 될 것입니다. 이것은 우리가 하나님의 용서에 대하여 우리 젊은이들에게 전해 주어야 할 아름다운 그림입니다. 하나님께서는 언제나 용서하시려고 준비하고 계신다는 것을 그들에게 알려 주십시오.

언제든지 분위기가 조성되기만 하면 당신은 젊은이들로 하여금 용서를 경험하게 하기 위해서 마련된 다음의 일곱 단계를 거치도록 할 수 있을 것입니다.

1. 그것을 죄라고 부르라.

용서를 향한 첫 번째 단계는 자신의 잘못된 행동을 죄라고 부르는 것입니다. 젊은이들로 하여금 자신이 하나님의 뜻 밖에서 행한 것이 죄라는 사실을 깨달을 수 있게 도와주십시오. 죄를 깨닫는 것은 고백을 위한 전제조건입니다.

2. 죄를 자백하라.

성경은 "만일 우리가 우리 죄를 자백하면 그는 미쁘시고 의로우사 우리 죄를 사하시며 우리를 모든 불의에서 깨끗하게 하실 것이요."(요한일서 1:9)라고 말씀하십니다. 우리의 죄를 자백한다는 것은 무슨 뜻입니까? 이것은 두 가지를 하나님과 동의한다는 뜻입니다. 첫째는, 우리가 하나님께 "네, 그것은 죄입니다."라고 말하는 것입니다. 둘째는, 하나님은 의로우셔서 우리 죄를 사하신다는 것을 우리가 인정한다는 것입니다.

3. 하나님의 용서를 인정하라.

어떤 사람들이 죄를 인정하고, 진실하게 자백을 했지만, 하나님께서 자기가 한 일을 진실로 용서하실 수 있다는 것을 의심해서 낙담하여 떠나 버렸다는 이야기를 들어 본 적이 있습니까? 하나님의 용서를 인정하고 받아들이는 것은 우리 자녀들이 밟아야 할 매우 중요한 단계입니다. 하나님께서 자기를 용서하신다는 것을 믿지 않는다면, 어떻게 자기 자신을 용서할 수 있겠습니까?

성적으로 문란한 많은 젊은이들에게 이 단계는 상당히 힘듭니다. 하나님께서 우리의 모든 죄를 사해 주신다는 요한일서 1장 9절의 약속에도 불구하고, 때때로 혼외 섹스를 가진 젊은이들은 이 약속을 믿기 힘들어합니다. 그들은 하나님의 용서에 대해 값싸고, 흔하고, 가치 없는 것으로 생각합니다.

젊은이들로 하여금 우리 중에 누구도 자기의 행동이나 느낌을 근거로 용서받을 자가 없다는 사실을 깨달을 수 있도록 도와주십시오. 용서의 근거는 우리 죄의 정도나 죄에 대한 우리의 느낌이 아닙니다. 용서의 근거는 그리스도의 희생입니다. 하나님께서는 우리가 죄를 지을 수밖에 없다는 것을 잘 아십니다. 그래서 하나님께서는 당신의 아들 예수 그리스도를 보내셔서 인간의 육신을 입고 십자가에 오르게 하신 것입니다. 예수께서는 십자가 위에서 "다 이루었다."고 선포하셨고, 그가 부활하심으로 우리의 죄 사함을 위해 필요한 모든 일이 다 이루어진 것입니다. 우리 자녀들이 자신들의 성적인 죄에 대한 그리스도의 용서를 받아들일 때, 그들은 그리스도의 죽으심과 부활을 통해서 드러난 하나님의 은혜가 자신들의 죄를 사하기에 충분하다는 사실에 동의하는 것입니다.

4. 자신을 용서하라.

간혹 사람들은 죄를 자백하고 하나님께서 용서하셨다는 것을 인정하면서도, 스스로 자신을 용서하지 못하는 경우가 있습니다. 우리 자녀들도 그럴 수 있습니다. 성적인 죄를 범한 후에, 그들은 하나님께로부터 온 것이 아닌 죄책감을 가지고 살아갈 수 있습니다. 그것은 스스로 만든 것입니다.

우리는 용서와 사랑의 분위기를 조성하여, 우리 자녀들에게 그들을 향한 그리스도의 용서를 상기시켜 주어야 합니다. 그들이 경험할지도 모르는 죄책감은 거짓 죄책감이거나 자책감이라는 것을 깨닫도록 도와주십시오. 그리고 우리는 감사하는 마음으로 자책감을 극복할 수 있습니다. 그의 사랑과 용서로 인해 하나님께 감사하며 찬양하도록 당신의 자녀를 이끌어 주십시오. 감사하는 마음은 하나님의 은혜를 받아들여 우리의 자책감을 벗어 버리게 합니다.

5. 회개의 열매를 맺으라.

당신은 누군가가 이 다섯 번째 단계에 대해 이야기하는 것을 잘 듣지 못했을 것입니다. 하지만 이것은 특별히 성적인 부분에서 하나님의 용서와 새롭게 된 관계를 경험하는 데 있어서 가장 중요한 것들 중 하나입니다.

성경은 "회개에 합당한 열매를 맺으라."(마태복음 3:8)고 말씀합니다. 우리는 자녀들에게 그들의 성적인 죄에 대한 하나님의 용서를 온전히 받아들일 뿐 아니라, 날마다 그 죄로부터 돌이켜 선택하도록 권고해 주어야 합니다. 회개는 죄로부터 돌이킬 뿐 아니라, 하나님 및 다른 사람들과의 긍정적인 관계를 향하여 적극적인 발걸음을 내딛는 의지의 결단입니다.

6. 책임감 있게 당신을 붙들어 줄 사람을 찾으라.

우리는 누구나 그리스도 안에서 우리를 사랑하며, 우리가 신뢰할 수 있고, 우리의 삶에 성적으로 부도덕하거나 부정한 것이 있는지 살펴 주고 책임 있게 우리를 붙들어 줄 사람이 있어야 합니다. 우리는 서로를 책임 있게 붙들어 줄, 그리스도와 관계를 가지고 있는 사람-여자에게는 여자, 남자에게는 또 다른 남자-을 서로서로 필요로 합니다.

당신의 젊은이에게 자신을 책임 있게 붙들어 줄 누군가를 가질 수 있도록 권고해 주십시오. 당신 자신이 아니라면, 믿음이 굳건한 누군가를 책임 있는 파트너로 선택할 수 있도록 도와주십시오.

7. 다른 사람에게 가서 용서를 구하라.

만일 우리가 결혼이라는 울타리 밖에서 육체적으로 누군가와 얽히게 된다면, 우리는 또한 그 사람에게도 죄를 범하는 것입니다. 당신의 젊은이로 하여금 그 사람에게 가서 일어난 일에 대하여 용서를 구하도록 권고하십시오. 이것은 그 관계를 더 고상하고 순수한 관계로 향상시키는 치유를 가져다 줄 것입니다.

하나님께서 죄로 인해 우리와 우리 자녀들을 책망하시는 것은 우리를 사랑하시기 때문입니다. 우리 자녀들이 죄를 범할 때, 우리는 부모로서 그들로 하여금 용서의 단계들을 통과하게 함으로써 그들을 위한 사역의 기회를 갖게 되는 것입니다.

오럴 섹스에 대해 어떻게 아이들의 오해를 바로잡을 수 있을까요?

오럴 섹스(oral sex)라는 문제에 대해서는 많은 혼란이 있습니다. 오럴 섹스는 진짜 섹스로 간주되나요? 왜 아이들이 그것에 연루될까요? 오럴 섹스를 했어도 여전히 동정인가요? 오럴 섹스를 통해서도 성병에 걸릴 수 있나요? 성경은 이것에 대해 뭐라고 말씀하나요? 부모가 그것에 대해 뭘 할 수 있을까요? 이런 질문들에 대해 답해 봅시다.

오럴 섹스란 무엇인가?

사전에서는 섹스(sex)를 "성적으로 유발된 현상이나 행동"이라고 정의합니다. 성적인 신체기관을 사용하는 행위는 무엇이든지 섹스입니다. 오럴 섹스가 성적인 신체기관의 흥분과 자극과 만족을 가져다줍니까? 대답은 "예스"입니다. 당신의 몸은 오럴 섹스에 성교할 때와 똑같은 반응을 나타냅니다. 호르몬의 분비가 왕성해지고, 성적 신체기관들은 반응을 보이며, 뇌에는 당신과 파트너를 강력본드처럼 강력하게 묶어 주는 신경전달물질이 밀려오고, 마침내 당신을 더욱 더 같은 행동에 빠지게 하는 도파민의 폭발을 맞이하게 됩니다. 당신의 몸이 그것을 섹스라고 생각하고, 당신의 뇌도, 마음도 모두 그것을 섹스라고 생각합니다.

다음의 네 가지 형태의 신체적 접촉은 모두 당신의 몸에서 신체적, 화학적 반응을 유발하기 때문에 섹스로 간주됩니다.

1. 입-성기 접촉(오럴 섹스)
2. 손-성기 접촉(성적 터치)
3. 성기-성기 접촉
4. 성기 삽입

이 네 가지 상황은 모두 두 사람 사이의 유대감을 일으키며 성병 감염 위험에 노출시킵니다. 이 네 가지 행위 중에 어떤 한 가지라도 행한다면, 그것은 성적 행위를 한 것으로 간주됩니다.

아이들은 오럴 섹스에 대해 어떻게 믿고 있는가?

- 대학생 다섯 명 중에 네 명은 오럴 섹스를 섹스라고 믿지 않는다.[1]
- 오늘날 젊은 성인의 80%는 오럴 섹스를 가지고 "섹스를 한 것"이라고 믿지 않는다.[2]
- 15세에서 17세의 십대청소년의 절반은 오럴 섹스를 섹스라고 믿지 않는다.[3]
- 아이들은 오럴 섹스를 죄책감이나 나쁜 평판, 혹은 자신의 가치관과 신념에 어긋나는 등의 위험성을 덜 느끼면서 성적인 만족을 얻을 수 있는 안전한 방법으로 생각한다.[4]
- 40%의 청소년들은 오럴 섹스를 "보다 안전한" 섹스로 여기고 있으며, 20%의 청소년들은 오럴 섹스를 통해서 성병에 감염될 수 있다는 사실을 모르고 있다.[5]

얼마나 많은 아이들이 오럴 섹스를 하고 있는가?

- 15세에서 17세의 십대청소년들 중 36% 정도는 오럴 섹스를 한 적이 있다. 이 숫자는 15세에서 24세의 청소년과 청년층에 이르면 더 증가한다.[6]

- 성관계의 경험이 있는 15~17세의 청소년 중 75%가 오럴 섹스의 경험도 가지고 있는 데 비해, 성관계의 경험이 없는 15~17세의 청소년 중 13%만이 오럴 섹스를 한 적이 있다고 시인했다.[7]

- 뉴잉글랜드(메인, 뉴햄프셔, 버몬트, 매사추세츠, 로드아일랜드, 코네티컷의 6개 주를 포함하는 미국 북동부 지역-역자 주)의 한 학군에서 10학년(고1) 학생의 약 25%가 2011년 한 해 동안 복수의 오럴 섹스 파트너를 가지고 있다고 발표했다. 여학생들은 세 명 내지 네 명의 파트너가 있었다고 발표했다.[8]

아이들은 왜 오럴 섹스를 하는가?

- 학생들은 또래의 압력 때문에 오럴 섹스를 하도록 유혹받는다. 십대청소년의 92%가 고등학교 시절에 동정인 것이 좋다고 생각한다.[9] 그러나 많은 십대들의 관점에서는 오럴 섹스를 하면서도 동정을 유지할 수 있다고 생각한다. 성적으로 문란한 청소년들 중 4분의 1 정도가 성교를 피하기 위한 방편으로 오럴 섹스를 택하고 있다고 발표되었다.[10]

- 오럴 섹스가 십대들 사이에 너무 일반화되었는데, 많은 아이들이 그것을 "끝까지 가지는 않는" 것으로 간주할 뿐이다. 또래의 압력이 큰 역할을 한다는 것은 부인할 수 없는 사실이다. 대체로

남자아이들이 오럴 섹스를 주도하지만, 여자아이들도 점점 더 적극적으로 가담하고 있다. 자존감이 낮은 여자아이들이 왕따를 당하고 싶지 않거나 남자아이들의 관심에서 벗어나지 않기 위해서 오럴 섹스에 연루되는 경우가 많다.

오럴 섹스를 통해서도 성병이 전염될 수 있는가?

- 오럴 섹스가 임질, 매독, 음부포진 및 HPV(인유두종바이러스)와 관련이 있는 것으로 밝혀졌다.[11]
- 만약 일생 동안 한 사람이 다섯 명 이상과 오럴 섹스를 한다고 가정하면, 식도암에 걸릴 확률은 2.5배 증가한다.[12] 이 위험은 여섯 명 이상과 오럴 섹스를 하는 경우에는 4.5배로 증가하게 된다. [13]
- 구강(입)인유두종바이러스에 감염되면 식도암에 걸릴 위험이 32배 증가한다.[14]

부모로서 당신이 할 수 있는 일

첫째로, 당신의 자녀에게 있어서 섹스란 무엇인지를 확실하게 규명하십시오. 오럴 섹스와 관련된 건강의 위험에 대해서 교육해 주시고,

그들의 평판과 자존감에 미칠 장기적인 영향에 대해 인식할 수 있게 해 주십시오. 젊은이들의 문화와 당신의 자녀들이 하루하루 살아가고 있는 세계를 알고 이해하는 것은 매우 중요합니다. 그들에게 오럴 섹스를 하도록 하는 유혹과 압력은 매우 큽니다. 오럴 섹스로 인해 좋지 않은 결과가 오래갈 수도 있고, 성관계에 대한 대안으로 오럴 섹스를 선택했을 때 그 성적 만남에 대한 기억이 머릿속에 차곡차곡 쌓이는 것을 피할 수가 없습니다.

우리를 향한 하나님의 계획은 "동정을 유지하면서" 성적으로 문란하게 사는 것이 아닙니다. 다시 한 번 하나님께서 섹스를 창조하신 이유와, 그 위치와 목적이 무엇인지, 이 책의 첫 장에서 다루었던 내용을 당신의 자녀에게 설명해 주십시오. 바울은 에베소서에서 말합니다. "음행과 온갖 더러운 것과 탐욕은 너희 중에서 그 이름조차도 부르지 말라. 이는 성도에게 마땅한 바니라"(에베소서 5:3). 하나님께서는 결혼 밖에서는 어떤 성적 행위도 다른 것을 피하기 위해서 할 수 있도록 허락하시지 않습니다. 하나님께서는 성적으로 부도덕한 모든 행위를 멀리하도록 우리를 부르셨으며, 그렇게 하신 그분의 동기는 우리를 보호하시고 결혼 안에서 최대한의 성적 만족과 친밀감을 부여하시기 위한 것입니다.

건강한 자아상이 어떻게 우리 아이들을 혼전 섹스로부터 지켜 줄까요?

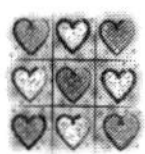

다음은 두 십대 소년의 고백입니다.

나는 낮은 자존감을 처리할 목적으로 혼전 섹스를 사용했습니다. 섹스를 할 때마다 내가 남자라는 것을 확인했고, 친구들 앞에서 자랑삼아 늘어놓을 무용담이 늘어갔지요.

나는 여자들의 시선을 끄는 것을 남자로서 나의 가치를 증명하는 것으로 여겼습니다. 한 젊은 여인에게서 받은 시선은 나 자신의 가치의 척도가 되었습니다.

이것은 젊은 남자들의 이야기이지만, 자존감이 낮은 젊은 여자들도 비슷한 이야기를 합니다. 그들이 성적인 행위를 하는 것은 자신의 가치를 "입증"하기 위한 것이며, 자기가 다른 사람을 만족시켜 줄 수 있다는 것을 "입증"하고, 자신이 이성에게 매력적인 사람이라는 것을 입증하기 위한 것이며, 자기 또래들에게 이야기해 줄 경험을 가짐으로써 자존감을 높이기 위한 것입니다.

그 외의 다른 젊은이들도 자기 자신에 대한 낮은 관점을 높이기 위한 방편으로 성적 문란에 빠지게 됩니다. 우리는 우리가 자신을 어떻게 바라보는가에 어울리게 행동을 하는 경향이 있습니다. 우리의 자아상은 우리가 삶 전체를 바라보는 렌즈와도 같습니다. 우리는 이 렌즈를 통해 무엇을 보는가에 기초하여 무엇을 생각하고 어떻게 행동하는가를 선택하게 됩니다.

예를 들어, 한 사춘기 소녀가 낮은 자존감을 가지고 성적으로 문란하게 되고자 하는 압력을 느낀다면, 자신의 왜곡된 렌즈를 통해 바라보면서 **"난 어쨌든 별로 가치가 없어. 그래서 그게 무슨 상관이야? 그래, 이건 나쁜 사람들이 하는 일이라고."**라고 생각하기가 쉽습니다. 그런 젊은 여자는 곧 자신에 대한 낮은 견해를 따라서 행동을 하게 될 것입니다.

한 아이가 잡지 표지에 실린 예쁜 여자의 사진을 보면서 외모로만 자신의 가치를 평가하게 되는 그런 문화 속에 우리는 살고 있습니다.

외모의 이미지에 관련해서 높아진 자아의식은 여자아이들만 속이는 것이 아니라, 남자아이들도 마찬가지입니다. 포커스온더패밀리(Focus on the Family)의 청소년 전문가 롭 잭슨(Rob Jackson)은 부모로서 우리에게 다음과 같이 상기시켜 주고 있습니다.

> 우리는 하나님께서 그들을 위해 치르신 희생인 예수 그리스도 때문에 변경할 수 없는 우리 자녀들의 존귀함을 단언할 수 있는 권세를 가지고 있습니다. 아이의 능력이나 다른 사람들의 인정이 그들의 생명의 가치를 측정하는 잣대가 될 수는 없습니다. 우리 자녀를 위해서 그리스도께서 이루신 일과, 그리스도를 모셔 들인 그 아이에 대한 하나님의 인정이 지식으로만 아니라 마음으로도 배워야 할 존귀함을 확인해 줍니다.[1]

우리 자녀들이 특별한 이유는 그들이 한 일이나 하고 있는 일이 대단하기 때문이 아니라, 하나님께서 창조하신 대로 그들의 존재와 하나님께서 그들을 위해서 하신 일 때문입니다. 부모들이 하나님께 근거한 이 가치에 있어서 본보기가 될 때, 그것은 자녀의 자존감에 지대한 긍정적인 영향을 미치게 됩니다.

십대의 의도하지 않은 임신을 막기 위한 국가적 캠페인(The National Campaign to Prevent Teen Unplanned Pregnancy)은 다음과 같이

보고합니다. "부모와 가족들은 자녀들과 가족들의 자존감 형성에 영향을 미치는 데 대해서 선택의 여지가 없다. 유일한 선택이라면 좋은 영향을 미치느냐 나쁜 영향을 미치느냐가 있을 뿐이다."[2] 연구결과가 보여주는 것은 가족들이 자신의 가치를 인정해 준다고 자녀가 느낄 때, "18세에 심각한 우울증에 걸릴 위험이 감소한다"[3]는 것입니다. 또한 9세 때에 가치를 인정받는다고 느끼게 되면, "자존감 형성에 긍정적인 영향을 미치며, 우울증의 위험(특히 남자들의 경우), 마약의 남용이나 중독, 자살에 대한 생각, 인간관계의 문제, 퇴행적이거나 불안우울 행동, 범죄성향이나 공격적인 행동 등의 감소를 긍정적으로 예견할 수 있다."[4]

당신의 자녀들을 존귀하게 인정받는 인격으로 여기고 높여 주십시오. 하나님께서도 그들을 존귀하게 여기신다는 것을 알게 해 주십시오. 하나님으로부터 온 아래와 같은 사실들을 자주 말해 주십시오. 이렇게 말해 주십시오. "하나님께서 이렇게 말씀하셨기 때문에 너는 특별하단다.

- 내가 너를 사랑한다(요한복음 3:16).
- 너는 나의 자녀다(요한복음 1:12).
- 내가 너를 선택했다(에베소서 1:4).
- 내가 너를 용서했다(에베소서 1:7).
- 너는 나의 걸작품이다(에베소서 2:10).

- 너는 나의 친구다(요한복음 15:15).
- 내가 너를 보호한다(요한일서 5:18).

진리는 알 수 없는 것으로 여겨지고, 이성이 믿음의 빛을 가리며, 자연과학이 사실에 대한 유일한 근거가 되는 오늘날의 문화 속에서, 우리 자녀들은 하나님이 그들의 창조자가 되시며, 조건에 관계없이 그들을 사랑하고 받아 주시는 분이라는 변할 수 없는 사실에 대한 확신을 그 어느 때보다도 더욱 필요로 합니다. 우리 자녀들은 자신의 가치를 또래들이 어떻게 생각하는가에서, 또는 자기가 받은 학점이나, 자신의 경험, 자신의 재능이나 능력에서 찾도록 유혹을 받고 있습니다. 그러나 당신은 실제로 자녀에게 가장 크게 영향을 미치고 있습니다. 자주 자녀들에게 당신이 그들의 세계를 생각하고 있다는 것을 알려 주고, 하나님께서 얼마나 그들을 사랑하시며 돌보시는 지를 끊임없이 상기시켜 주십시오.

당신이 자녀들과 맺고 있는 관계는 그들로 하여금 성적 문란에 가담하는 일에 대해 "아니오!"라고 말할 수 있도록 도와주는 가장 중요한 열쇠들 가운데 하나입니다. 좋은 관계가 이루어져 있고, 당신이 진정 사랑으로 그들과 연결되어 있다면, 당신의 자녀들은 건강한 자아상을 가지게 되고 당신이 그들을 위해 설정해 주는 경계선이 바로 자신들을 사랑하고 양육하기 위한 것임을 인식하게 될 가능성이 매우 높습니다.

당신이 사랑의 관계라는 상황 안에서 자녀들을 가르친다면, 당신은 그들이 건강한 자아상을 형성해 나가는 데 큰 도움이 될 것이며 이 파괴적인 문화 한 가운데 굳건하게 설 수 있는 힘을 더해 줄 것입니다.

자녀들에게 섹스에 대해 이야기할 수 있는 지혜로운 부모가 되는 여섯 가지 방법

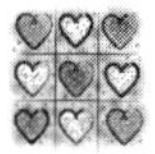

오늘날의 세상에서 성에 대한 압박을 거부하도록 당신의 자녀를 키운다는 것은 쉬운 일이 아닙니다. 우리는 이 책에서 그것을 위한 전략과 조언들을 제공해 드렸으며, 그것들이 당신에게 도움이 되었기를 바랍니다. 우리가 첫 장에서 지적해 드린 대로 당신이 자녀와 맺는 관계가 바로 비결입니다. 당신이 자녀와 어떻게 소통하느냐가 무엇에 대해 소통하느냐 만큼, 혹은 그보다 더 중요합니다. 그래서 이 모든 여정을 마무리하면서 우리는 당신이 자녀들로 하여금 하나님께서 설계해 주신 대로 아름답고 풍성한 성을 누리도록 도울 수 있는 더욱 지혜롭고 유능한 부모가 되는 여섯 가지 방법을 제시하려고 합니다.

우리는 부모로서 여기에 말씀드리는 여섯 가지가 우리에게 효과가

있었다는 것과 다른 사람들에게서도 그 효과를 경험했다는 것을 말씀
드릴 수 있습니다.

1. "질문할 만한" 부모가 되십시오.

속이 뒤틀릴 만큼 힘들 수 있겠지만, 당신의 자녀가 어떤 질문을
하든지 받아 줄 수 있어야 하는 것은 매우 중요합니다. 당신의 자녀가
당신에게 질문을 한다면, 당신은 그들을 지도하는 위치에 서게 되는 것
입니다. 자녀가 어떤 질문을 하든지 가능한 한 태연하게, 그리고 정직
하고 자연스럽게 대답을 해 주는 것이 열쇠(key)입니다.

예를 들어, 우리 딸 캐티가 열세 살이었을 때, 나(조시)는 캐티와
그녀의 친구 사라와 함께 차를 몰고 산악지역을 통과하고 있었습니다.
내가 백미러로 뒷좌석에 앉은 아이들을 바라봤을 때, 아이들은 귓속말
을 주고받고 있었는데, 날 보더니 더 열심히 속닥거리는 것이었습니다.
난 뭔가 일이 벌어지고 있구나 생각했습니다.

내 생각대로 캐티가 앞좌석으로 폴짝 넘어왔고, 사라는 두 앞좌석
사이로 머리를 내밀었습니다. 그리고는 캐티가 물었습니다. "아빠, 나
질문이 하나 있어요. 뭐 별거 아닌데요." 하지만 난 뭔가 큰일이라는 것
을 직감했습니다. "아빠, 오럴 섹스가 뭐예요?" 나는 하마터면 길 밖으
로 벗어날 뻔 했습니다! 우리 딸은 이제 8학년(중2)이 됐을 뿐인데! 나는

완전히 기습을 당한 것입니다. 하지만 당황한 기색을 내비칠 수는 없었지요. 그래서 난 바로 대답을 해 주었습니다. 내가 설명을 끝내자 캐티는 큰 소리로 "어우, 역겨워!" 하더니, 뒷좌석으로 돌아가 사라 옆에 앉았습니다.

자, 이제 나는 그 후에 사라의 엄마에게 이 이야기가 전해질 때 어떤 일이 벌어질까를 걱정해야 했습니다. 나는 집에 돌아오자마자 도티에게 그날 차에서 있었던 일을 이야기했습니다. 그리고는 사라의 엄마에게 전화를 걸어서 어떻게 대화가 시작되었고 내가 뭐라고 대답했는지 모두 설명을 해 주었습니다. 그러자 상대방 쪽에서는 긴 침묵이 흘렀습니다. 나는 **'아, 안 돼! 이거 내가 남의 딸 앞에서 너무 많은 말을 했구나!'**라고 생각했습니다. 그러자 수화기 저편에서 긴 한숨이 흘러나왔습니다. "오, 아이들이 캐티 아빠에게 물었다니, 하나님 감사합니다!"

"질문할 만한" 부모가 되십시오. 당신의 자녀들로 하여금 언제든지 무엇이든지 당신에게 이야기할 수 있다는 것을 알게 해 주십시오. 자녀들의 질문 때문에 곤란을 느끼더라도, 아이들이 눈치 채지 못하게 하십시오. 당신이 곤란해 한다고 느끼게 되면, 아이들은 그 주제를 터부(taboo)라고 생각하게 될 것입니다. 그러나 자녀들이 당신을 "질문을 할 만한" 부모라고 느끼게 된다면, 당신은 자녀들이 하나님께서 창조하신 대로 섹스를 이해해 가는 앞날의 여정에 있어서 첫 번째로 자녀를 가르치고 인도하는 놀라운 기회를 얻게 될 것입니다.

2. "들어 주는" 부모가 되십시오.

우리가 자녀들의 말을 경청한다면, 그것은 그들이 우리에게 중요한 존재이며 우리가 그들의 말을 듣고 싶어 한다는 메시지를 그들에게 전해 줍니다. "들어 주는" 부모가 되지 않고서 당신은 진정 좋은 "질문할 만한" 부모가 될 수 없습니다.

당신이 잘 듣는 사람이라는 것을 자녀들에게 확인시켜 주기 위해서는, 당신이 하던 일을 멈추고 자녀들을 똑바로 쳐다보아야 합니다. 항상 그렇게 하기는 힘들겠지만, 그렇게 할 때에 그것은 당신이 듣고 있으며 그들이 말하는 것이 당신에게 중요하다는 것을 전해 주는 표시가 됩니다.

많은 부모들이 자녀들의 말을 잘 들어 주고 싶지만, 자녀들이 부모에게 말을 잘하지 않는다고 하소연합니다. 그렇다면 당신이 먼저 그들에게 질문을 던짐으로 그들의 이야기를 이끌어 낼 수 있습니다. 자녀에게 질문을 함으로 다음과 같은 효과를 얻을 수 있습니다.

- 당신이 그들을 존중하며 그들의 생각을 가치 있게 여긴다는 것을 그들에게 확인시켜 줍니다.
- 어떤 주제에 대해 그들이 얼마나 알고 있거나 모르고 있는지 당신이 알 수 있게 됩니다.
- 자녀들이 정확한 지식을 갖고 있는지 당신이 알게 됩니다.

- 대화의 내용이나 주제를 분명히 하는 데 도움이 됩니다.
- 당신에게 대답을 만들어 낼 수 있는 시간을 제공합니다.
- 당신의 자녀가 어느 정도 성숙했는지 가늠하는 데 도움이 됩니다.

다음은 당신이 자녀들을 대화로 이끌어 낼 수 있는 몇 가지 전형적인 질문들입니다.

1. 너 혹시 인터넷에서 뭔가 좀 거북하거나 호기심 나는 것을 본 적 있니?
2. 그래서 어떻게 됐는데? 그래 어떤 느낌이 들던었니?
3. 네 친구 중에 음란물을 본 아이들이 있니? 모르고 그랬든 알고 그랬든 말이야.
4. 넌 ~~에 대해 어떻게 생각하니?
5. 다른 애들은 ~~에 대해 뭐라고 하던?
6. 너 ~~에 대해 뭘 알고 있는지 이야기해 줄 수 있니?

이런 간단한 질문들이 자녀들과의 대화를 열 수 있고, 당신이 잘 들어 주는 사람이라는 것을 보여 줄 수 있을 것입니다.

3. 가치관이 분명한 부모가 되십시오.

우리가 4장에서 진술한 바와 같이, 관계는 당신의 자녀들의 신념이 자라나는 비옥한 토양이 되며, 여기에서 그들의 가치관이 형성되고, 또 거기에서 행동이 나오게 됩니다. 당신의 자녀들은 그들의 가치관에 근거하여 성적 행동에 대한 결정을 내립니다. 전반적으로 그들의 가치관의 기초가 세워지는 것은 바로 당신을 통해서입니다. 이것이 바로 당신이 굳건한 성경적 가치관을 가진 부모가 되는 것이 매우 중요한 까닭입니다.

가치관은 간단히 말하면 우리의 결정과 태도와 행동의 근거가 되는 개인적인 진리입니다. 그리고 어느 누구보다도 당신은 부모로서 당신의 자녀들에게 자신의 가치관을 주입시켜 줄 수 있는 최선의 기회를 가지고 있습니다.

한 사례연구의 결과는 다음과 같이 보고합니다. "청소년들 중 26%는 그들이 섹스를 하지 않는 이유를 신앙, 도덕관, 가치관 때문이라고 밝혔다."[1]

『가장 효과적인 억지력(*The Most Effective Deterrent*)』이라는 책에서 글렌 그탠튼(Glenn Stanton)은 당신의 자녀들에게 당신의 가치관을 전해 주는 것이 얼마나 강력한 것인지 다음과 같이 강조하고 있습니다.

청소년의 성적 행동에 대해서 지나치게 관대한 부모의 가치관은 남자와 여자 모두에게서 강력한 위험요소로 나타난다. 자신의 부모가 청소년의 결혼 전 성적 행위를 인정한다고 여긴 청소년들이 더 성적으로 문란하게 되는 경향을 보였다는 것은 놀라운 일이 아니다.[2]

전국적으로 실시된 한 조사에서 "십대청소년의 64%가 십대의 성적 행동에 미치는 영향에 있어서 도덕관과 가치관은 건강 정보 및 서비스만큼 중요하다고 답한 데에 비해, 23%는 도덕관과 가치관이 더 큰 영향을 미친다고 답했다."[3]는 결과가 발표되었습니다.

시간을 내어서 성적 관계에 대해서 당신이 견지하고 있는 주요 가치관의 목록을 작성해 보십시오. 당신의 목록 작성에 도움을 얻기 위해서, 다음 질문들에 대한 당신의 답변을 적어 보십시오.

1. 나의 자녀들이 알아야 할 섹스에 대해 내가 견지하고 있는 가치관들은 무엇인가?
2. 나는 왜 그것이 진리라고 믿는가?
3. 이 가치관들은 나의 삶에서 어떤 차이를 가져왔는가?
4. 이 가치관들이 내 자녀의 삶에서 어떤 차이를 가져올 수 있을까?

　다음은 고려해 볼 수 있는 가치관의 목록입니다. 아마도 이 목록은 당신과 당신의 가정에 아이디어를 촉발시켜 줄 것입니다.

- 결혼 안의 섹스
- 자녀는 하나님의 선물이다.
- 하나님의 형상으로 창조되었다.
- 우정
- 정절
- 순결
- 신실함
- 성경은 우리를 위한 하나님의 진리
- 섹스는 아름답다.
- 행동
- 데이트와 교제
- 옷을 어떻게 입을까

- 하나님은 사랑이시다.
- 서로 사랑하라.
- 사람 사랑 대(vs.) 물질 사랑
- 존중
- 온전함
- 정직
- 신뢰성
- 관계
- 임신
- 결혼
- 존경
- 결혼식

　당신이 여기서 핵심적인 가치관들을 발견하면, 시간을 내서 자연스럽고 태연하게 당신의 자녀들과 대화를 나누십시오.

4. 자녀의 친구와 친구가 되어주는 부모가 되십시오.

오후 5시 30분이 되자 모두들 모습을 드러내기 시작했습니다. 나(도티)는 그때 일곱 살쯤 되었는데, 자청해서 디너파티를 연 것이었습니다. 한 가지 문제는 내가 사전에 엄마에게 이야기를 하지 못했다는 것이었습니다. 하지만 엄마는 화를 내시거나 친구들을 집으로 돌려보내는 대신에, 마카로니 박스를 뜯고, 완두콩 캔과 과일 캔을 열어 열심히 식탁을 차리셨습니다. 엄마가 찬장에서 내놓을 수 있었던 것은 그게 전부였지만 우리는 너무 신나서 한바탕 잔치를 벌였습니다. 그리고는 늘 그러셨듯이, 엄마는 그날 온 아이들 하나하나에게 초점을 맞추셨습니다. 엄마는 일부러 아이들 모두가 환영받고 있으며 특별하다고 느끼도록 하셨습니다. 엄마는 자신이 불편하든 아니든 내 친구들의 삶에 함께하셨고, 그것은 나뿐 아니라 친구들에게도 엄청난 영향을 주었습니다. 당연히 우리 엄마는 내 친구들의 영웅이 되셨습니다.

당신의 어린 시절을 회상해 보십시오. 어느 친구의 부모님이 가장 즐겁게 해 주셨나요? 그분들과 함께한 시간이 왜 즐거웠나요? 그분들이 당신에게 어떤 영향을 미쳤습니까?

내가 특별히 내게 영향을 준 것으로 기억하는 친구의 부모님이 두 분 있는데, 한 분은 부정적인 영향을, 다른 한 분은 아주 긍정적인 영향을 미쳤습니다.

자라면서 1학년부터 7학년(중1)까지 함께 어울렸던 특별한 친구가

한 명 있었습니다. 우리는 같은 브라우니(7~10세 또는 11세까지의 소녀들로 구성되는 걸스카우트-역자 주)와 걸스카우트 단에 속해 있었고, 고적대 지휘봉 훈련도 함께 받았고, 수영 강습, 바느질 취미반 활동 등등 많은 것을 함께했습니다. 7학년이 끝난 후에 내가 외국에 나가게 되었지만, 9학년(중3)이 되어 다시 돌아왔을 때 나는 그 친구의 집을 찾아갔습니다.

나는 1년 동안 떠나 있다가 다시 돌아와 그 친구의 집 문 앞까지 달려갔던 때를 생생하게 기억합니다. 나는 그녀를 다시 보게 되어 너무 기뻤습니다. 하지만 아직 집에 돌아오지 않은 친구 대신 문을 열어 준 사람은 친구의 어머니였고, 그래서 나는 그녀와 잠시 이야기를 나누게 되었습니다. 내가 그녀에게 내가 떠나 있는 동안에 친구가 잘 지냈는지 물었던 것을 제외하고는 어떤 대화를 주고받았는지 잘 기억이 나지 않습니다. 친구 어머니는 잘 지냈다고 말하고는 이런 이야기를 계속하셨습니다. "맨 처음에는," 친구의 어머니와 아버지는 딸의 친구가 집에 오는 것을 좋아하지 않았다는 것입니다. 친구 어머니가 분명하게 설명하고자 했던 것은 전에는 딸의 친구가 집에 오는 것을 "절대로" 좋아하지 않았었는데, 지난해부터는 딸이 집에 데려오는 친구를 좋아하게 되었다는 것이었습니다.

그때 내가 정신이 멍했던 것을 기억합니다. 나는 당혹스러웠고 마음이 아팠으며 어떻게든 사라져버리고 싶었습니다. 내가 7년 동안 그 집에 드나들지 않았던가! 그런데, 왜 이분은 내가 전혀 모르고 있었던 것을 지금 이야기하실까? 굴욕감이 들었고, 마음이 몹시 아팠습니다. 그리고 오늘날까지 그분을 생각할 때마다 가장 생생하게 떠오르는 기억은 그때 그분이 하신 말씀입니다. 때때로 나는 그 친구의 집에 몇 해 동안이나 드나들었는데, 그때 내가 무슨 행동을 했길래 그분이 그렇게 끔찍한 말씀을 하셨을까 궁금해지곤 합니다.

그와는 반대로, 나를 끔찍이 좋아했던 한 친구의 엄마가 계셨습니다. 그분의 사랑은 정말 유별났었지요! 내가 탭댄스 공연에 참가할 때면 그분이 오셔서 내 머리를 만져 주시곤 했습니다. 우리 집에 오셔서 우리 가족들과 사진도 찍었습니다. 내가 그분을 생각하면, 그분이 나를 얼마나 특별하게 느끼게 해 주셨는지, 그리고 그 집에 갈 때마다 얼마나 내게 기쁨을 표현해 주셨는지 기억을 하게 됩니다. 얼마나 대조적인지요!

당신 자녀들의 친구들에게 어떻게 기억되기를 원하십니까? 자녀들의 친구들과 함께하셔서 긍정적인 영향을 주도록 하시기 바랍니다. 그렇게 하실 때 당신은 다음과 같은 일들을 할 수 있습니다.

1. 자녀들에게 중요한 사람들은 당신에게도 중요하다는 것을 자녀들에게 알려 주게 됩니다.
2. 당신의 자녀에게 누가 영향을 끼치는지 당신이 알게 됩니다.

3. 당신은 자녀들과 그 친구들이 대화하고 싶고 의견을 듣고 싶은
   사람의 위치에 서게 되는데, 이것은 자녀들의 친구들이 그들
   에게 주게 되는 부정적인 또래의 압력을 최대한 감소시키게 될
   것입니다.

우리 막내 딸 헤더가 내(조시)가 잘 알지 못하는 젊은이와 운동경
기를 관람하러 가게 되어 있었습니다. 나는 헤더에게 나도 예약할 수
있는지 물었습니다. 그녀가 바로 대답했습니다. "아빠, 안심하셔도 돼
요. 그 사람은 아빠를 아주 존경하기 때문에 아빠가 인정하지 않는 일
은 절대로 하지 않을 거예요."

자녀의 친구들에게 영웅이 되십시오. 그 지위를 획득하는 것이 그
리 어렵지 않은 것은 대부분의 아이들은 친구의 부모가 자기들에게 깊
은 관심을 가질 것이라고 기대하지 않기 때문입니다. 나(주시)는 항상
시간을 내서 우리 아들이나 딸들이 집에 데려오는 친구들과 이야기를
하려고 했습니다. 나는 그저 나 자신을 소개하고, 앉아서, 잠깐 시간
을 내서 그들이 어떤 아이들인지 내가 관심이 있고, 그들이 뭘 좋아하
는지, 그리고 그들이 우리 집에 와서 내가 얼마나 좋아하는지 이야기를
했을 뿐입니다.

어떤 때는 특별히 우리 아이들이 열광하는 스포츠 팀 이야기를 꺼
내 화제로 삼기도 했습니다. 나도 그 팀을 응원한다는 것을 알려 주기

도 하고, 내가 그 운동에 대해 경험이 있을 때는 게임에 관한 나의 의견을 내놓는 시간을 가지기도 했습니다. 이런 종류의 영웅 지위는 당신 자신의 자녀에게 직접적인 영향을 끼치며, 자녀의 친구들과 당신의 관계에도 영향을 끼칠 것입니다.

5. 다른 부모들과 네트워크를 형성하는 부모가 되십시오.

다른 부모들과 네트워크를 형성하게 되면 그들로부터 정보를 얻을 수 있는 기회를 갖게 됩니다. 비슷한 관심, 경험, 목표 등 같은 생각을 가진 사람들과의 상호소통을 통해서 당신은 자녀들을 키우는 데 있어서 소중한 정보들을 얻을 수 있습니다. 당신과 같은 나이의 자녀나 혹은 약간 더 나이가 많은 자녀를 가진 부모들이나, 자녀들을 다 길러낸 부모들에게서 대단히 훌륭한 실용적인 지식과 통찰력이 나올 수 있습니다. 당신은 격려와 자녀양육의 아이디어, 당신의 자녀를 위한 동반자, 교육적 수단, 운동이나 오락에 대한 제안, 훈육과 건강문제 및 성교육 등에 관한 조언 등 많은 것을 얻을 수 있을 것입니다.

내(도티)가 엄마가 되었을 때, 나의 가장 친한 친구 중 한 명은 다섯 명의 자녀가 있었습니다. 나는 그녀의 움직임을 일일이 다 살펴보았습니다. 그녀는 탁월한 엄마였습니다. 그녀의 자녀들 중 두 명이 우리 아이들보다 나이가 많았기 때문에, 나는 새로운 단계에 들어갈 때마다 그녀에게 가서 아이디어를 얻었습니다. 그녀는 내게 있어서 진행 중인 격려였습니다. 그녀는 무엇이 중요하고 무엇이 정말 중요하지 않은지에 대한 관점을 갖게 해 주었습니다. 나는 오늘날까지도 감사한 마음을 간직하고 있습니다. 당신이 신뢰하고 감탄하며 존경할 수 있는 다른 부모들을 발견한다는 것은 값진 보석들이 넘쳐나는 보석 상자를 발견하는 것과 같습니다.

당신이 네트워킹하고 싶어할 만한 전국적인 규모의 기관들이 몇몇 있습니다. 취학 전 아동의 어머니들에게는, 국제 취학전 아동 어머니회(Mothers of Preschoolers International)를 추천합니다. MOPS.com에서 찾으실 수 있습니다. 유치원 과정의 개념으로부터 취학 전 아동들과 어머니들의 필요를 채워 주는 것이 그들의 목표입니다. 우리 세 딸들이 여기서 아주 많은 도움을 얻었습니다.

우리 막내딸은 엄마와 아가들을 위한 운동 프로그램인 '유모차는 달린다'(Stroller Strides, strollerstrides.com)를 추천합니다. 다른 엄마들을 만날 수 있고 재미있고 안전한 환경에서 운동이나 신체단련법을 소개하는 곳을 찾는 부모들에게는 '리틀 짐'(The Little Gym, www.tlittlegym.org)이나 '엄마랑 나랑'(Mommy and Me, www.mommyandme.com) 모두 우리 딸들이 자기 아이들과 함께 즐겨 찾았던 단체입니다.

또 다른 훌륭한 자원은 "기도하는 엄마들"(Moms in Prayer International, 전에는 "Moms in Touch"라고 했었기 때문에 momsintouch.

org로 가면 된다)라는 단체입니다. 그들의 사명은 엄마들을 기도로 모아 아이들과 학교들에게 그리스도의 영향을 세계적으로 미치고자 하는 것입니다.

우리가 확신하는 것은 다수가 될 때 힘이 있으며, 그렇기 때문에 우리가 비슷한 가치관을 가진 다른 부모들과 네트워크를 형성하면 아이디어가 촉발되며, (특별히 성교육의 영역에서) 효과적인 가르침의 전략들을 교환하는 데 큰 도움이 될 수 있다는 것입니다. 사실을 직시합시다. 자녀들에게 섹스에 대해 이야기하는 데는 용기가 필요합니다. 우리는 이 생각 앞에서 두려워하지 않고, 무엇을 이야기할 것인지, 어떻게 이야기할 것인지 궁금해 하지 않는 부모들을 만나 본 적이 없습니다. 이것이 바로 네트워크 형성이 꼭 필요한 이유입니다.

6. 자녀와 함께 꿈을 꾸는 부모가 되십시오.

자녀양육과 아동의 건강 분야의 작가인 로라 플린 매카씨(Laura Flynn McCarthy)는 「패밀리서클(*Family Circle*)」에 기고한 한 논문에서 "약속된 미래를 가지고 있다고 느끼는 아이들은 임신을 예방하는 데 있어서 가장 신중한 태도를 보인다. … 희망은 최고의 피임법이다."[4]

하나님께서는 이스라엘 백성들에게 말씀하셨습니다. "너희를 향한 나의 생각을 내가 아나니 평안이요 재앙이 아니니라 너희에게 미래와 희망을 주는 것이니라"(예레미야 29:11). 하나님은 당신의 백성들의 대변자가 되셨습니다. 이것이 그들로 하여금 특별하다고 느끼게 했으며, 하나님의 기대를 따라 살도록 동기를 부여했습니다.

우리가 우리 자녀들의 대변자가 되고 그들의 꿈을 함께 꿀 때, 이것이 그들로 하여금 전혀 새로운 수준의 소망을 향해 일어서게 하며 높은 기대에 부응해 살도록 할 것입니다. 솔로몬 왕은 이렇게 말했습니다. "소망이 더디 이루어지면 그것이 마음을 상하게 하거니와 소원이 이루어지는 것은 곧 생명나무니라"(잠언 13:12).

내(도티)가 자랄 때, 나의 영웅은 피터 팬(Peter Pan)이었습니다. 피터 팬의 이야기는 자라지 않는 작은 소년에 관한 무척 재미있는 이야기입니다. 물론 피터 팬에게 또 하나 대단한 점은 날 수 있다는 것이기도 합니다. 당신도 다 아시겠지만 이 이야기에는 팅커벨(Tinkerbell)이라는 귀엽고 작은 요정이 등장합니다. 팅커벨이 가진 놀라운 능력들 중 하나는 사람들에게 마술 요정 가루를 뿌리는데, 이 가루를 맞은 사람은 피터 팬처럼 날 수 있게 됩니다.

어린 아이였던 나는 이 이야기에 완전히 빠져 버렸습니다. 그것은 나의 마음과 상상력을 사로잡아 버렸고, 나는 또 다시 그 이야기를 들었습니다. 나는 그것에 대해 꿈을 꾸고, 노래를 불렀고, 아예 그것이 내 삶이 되어 버렸습니다. 하늘을 날 수 있는 그 소년을 생각할 때마다 나는 감동과 솟아오르는 힘을 느꼈습니다.

내가 다섯 살 쯤 되었을 때, 내가 우리 집 지하실을 향해서 내려가고 있었던 것을 똑똑히 기억합니다. 거기서 나는 세탁기 옆에 있는 아이보리 스노우(Ivory Snow)라는 커다란 분말세제 상자를 발견했습니다. 이 세제의 작은 알갱이는 눈송이 같은 모양이었습니다. 나는 갑자기 굉장한 아이디어가 떠올랐습니다.

나는 그 이야기 속에서 팅커벨이 그 마술 요정 가루를 웬디, 마이클, 존에게 뿌려서 피터 팬처럼 날 수 있게 한 장면을 되살려 낼 수 있었습니다. 얼마나 멋진 생각인가! 나는 큰 기쁨과 열정을 가지고 요정 가루가 된 아이보리 스노우를 두 손으로 듬뿍듬뿍 퍼내서 온 지하실에 마구 뿌려댔습니다. 지금은 수십 년이 지났지만, 나는 그때의 그 짜릿함을 지금도 생생하게 기억할 수 있습니다. 그것은 절대로 잊을 수 없는 순간이었습니다. 다 끝났을 때, 지하실은 완전히 세제 천지가 되었습니다!

얼마 지난 후, 나는 지하실 문이 열리는 소리, 그리고 계단을 내려오는 발걸음 소리를 들었습니다. 엄마였습니다! 나는 그런 경우에 많은 엄마들이 하는 말들을 생각해 낼 수 있습니다. 이런 말들이지요.

- 너 이거 무슨 일이야?
- 너 도대체 무슨 생각을 한 거니?
- 너 이 비누 다 없애 버렸잖아!

- 너 도대체 이 비누값이다 얼마인지 알기나 하니?
- 엉망진창이구나! 너 땜에 정말 화가 난다!
- 너 아빠 오시면 아주 혼날 줄 알아라!
- 너 이거 다 닦아내! 지금 당장!
- 너 또다시 이런 짓 하면 일 년 동안 밖에 못 나가게 할 거야!

하지만 우리 엄마는 아니었습니다! 그녀는 배꼽을 잡고 웃으시더니, 나를 들어 올리고는, 나를 무릎에 앉혀 놓고, 이게 다 어떻게 된 일이냐고 물으셨습니다. 내가 팅커벨의 요정 가루라고 이야기했을 때, 엄마는 내게 그 이야기를 처음부터 다시 해 달라고 하셨습니다. 우리는 함께 웃었습니다. 그러고 나서 함께 엉망이 된 바닥을 청소했습니다. 가벼운 마음으로.

이 경험이 내게 확인시켜 준 것은 우리 엄마가 나를 정말로 사랑하신다는 것과, 내 엄마인 것을 좋아하신다는 것, 나를 돌보는 것을 좋아하신다는 것이었습니다. 그러나 그 일이 가장 큰 소리로 내 마음에 들려준 것은 우리 엄마가 나의 꿈을 함께 꾸셨다는 것이었습니다. 그것은 내게 중요한 것은 (어떤 불편을 끼침에도 불구하고) 엄마에게도 중요하다는 것을 말해 주었습니다. 그런 식으로 함께 꿈꾸는 것은 내게 미래에 대한 희망-안정감 있는 희망-을 갖게 해 주었습니다.

그들의 세계로 들어가십시오.

당신의 자녀들과 함께 꿈을 꾸면서 그들의 세계로 들어가십시오. 창의적인 방법으로 당신의 확고부동한 지지를 전달하는 데는 그 어떤 제한도 있을 수 없습니다. 이 발걸음이 성장의 전 과정을 통하여 지속적으로 취해진다면, 열려진 소통의 장을 형성하는 데 큰 도움이 될 것이며, 이 소통의 장은 당신의 자녀가 십대청소년기를 거치면서 성적인 문제들이 자주 대두될 때에 특별히 중요하게 될 것입니다.

연구결과는 "젊은이들은 긍정적인 선택을 하거나 자신의 미래를 위한 목표를 설정함으로써 높은 기대에 대한 반응을 나타낸다."[5]는 것을 확인해 줍니다. 우리는 우리 젊은이들로 하여금 그들의 미래를 위하여 일찍 임신을 해서 부모가 되는 것보다 훨씬 더 매력적인 선택을 하도록 도와줄 필요가 있습니다.

연구결과는 높은 기대감과 밝은 미래에 대한 의식을 가지고 있는 젊은이들은 "섹스에 빠지게 될 확률이 여섯 배나 적다"[6]는 것을 보여 줍니다.

자녀들의 희망과 꿈에 대해 신바람을 내주십시오. 하지만 여기서 주의할 일은 아이들 자신의 꿈을 따르도록 도와주어야지 당신의 꿈을 따르게 해서는 안 된다는 것입니다. 내(도티)가 알게 된 것은 어떤 꿈들은 아이들의 꿈이 아니라 나의 꿈이었다는 것입니다.

선이 8학년(중2)이 되었을 때, 그 아이는 몇 해 동안 야구를 해 오고 있었습니다. 그런데 그 아이는 나 스스로 생각하기에도 참 잘했습니다. 봄이 지나가고 있을 때, 션은 내게 그 해에 야구를 그만 두기로 했다고 말했습니다. 내가 그러지 말라고 했던 것을 잘 기억합니다. 내가 주장했던 것은 만약에 그가 고등학교에 가서 야구를 할 생각이 조금이라도 있다면 8학년에 야구를 하는 편이 나을 것이며, 여기서 물러나면 나중에 경쟁할 수 없게 될 것이라는 것이었습니다. 션은 대신에 농구를 하기로 했으니까 상관이 없다고 했습니다. 나는 그에게 잘 생각해 보라고 아주 강력하게 권고했습니다. 그러나 션은 말을 듣지 않았습니다. 나는 그것을 인정하기 싫었고, 그래서 처음에는 이성에 호소했습니다. 소용이 없었습니다. 그래서 이번에는 감정적으로 시도했습니다. 역시 아무 효과가 없었습니다. 당신은 그것이 왜 그렇게 중요하냐고 제게 묻고 싶을 것입니다. 대답은 간단합니다. 내가 야구를 너무 좋아합니다. 나는 성장하는 동안 레드 삭스(Red Sox, 보스턴의 야구팀-역자 주)의 열렬한 팬이었고, 지금도 그렇습니다.

난 야구를 좋아합니다! 그래서 나는 션이 야구 하는 것을 마음에 많이 그렸습니다. 야구가 내게 너무나 중요하기 때문이었지요. 마침내 내가 야구를 좋아하는 것이지 션이 좋아하는 것이 아니라는 현실을 파악하게 되었을 때, 나는 뒤로 물러서서 션에게 자기가 좋아하는 운동인 농구를 하라고 격려해 주었습니다. 지금은 확실히 션이 그렇게 한 것에 대해 감사한 마음을 가지고 있습니다. 그것은 션이 고등학교에서는 물론 대학에 가서도 계속 선수로 뛰면서 우리 가족에게 커다란 기쁨을 안겨 주었기 때문입니다. 그리고 그가 뛰는 경기에 가서 응원하는 것은 우리 가족에게 가장 즐거운 추억을 만들어 주는 일이 되었습니다.

우리가 자신에게 무엇이 중요한가를 아는 것과 같이 우리 자녀들도 그들에게 중요한 것이 무엇인지 알고 있습니다. 그리고 우리가 그들로 하여금 우리의 꿈이 아니라 자신의 꿈을 따르도록 지지하고 격려하는 것은 우리의 특권이자 "기회"입니다.

미래의 목표, 꿈, 야망, 직장생활의 기회 등에 대한 감각을 고취시키는 방법을 찾아보십시오. 밝은 미래는 당신의 자녀들로 하여금 "올바른 선택"을 하도록 격려해 줍니다.

"질문할 만한," "들어주는" 부모, 가치관을 가진 부모, 자녀의 친구들과 친구가 되어주며, 다른 부모들과 네트워크를 형성하고, 자녀와 함께 꿈을 꾸는 부모가 되어주십시오. 당신이 점점 그러한 부모 되기를 배우며 성장한다면, 당신의 자녀들이 섹스에 대한 당신의 가르침을 더욱 더 잘 받아들이게 되는 결과를 가져올 것입니다.

섹스에 대해 자녀들과 이야기하는 당신의 여정에 있어서 어떤 발전이 있는지 우리에게 알려 주십시오. www.josh.org로 방문해 주십시오. 당신에게 도움이 될 만한 추가 자료들이 마련되어 있습니다. 우리는 계속해서 당신을 섬길 수 있기를 바랍니다. 기도로 당신의 자녀들을 양육하신다면, 그들은 다음 말씀과 같이 살 수 있을 것입니다. "너희가 흠이 없고 순전하여 어그러지고 거스르는 세대 가운데서 하나님의 흠 없는 자녀로 세상에서 그들 가운데 빛들로 나타내며"(빌립보서 2:15).

조시와 도티 맥도웰 드림

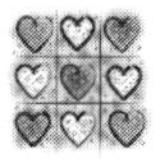

각 장의 내용에 대한

추가 연구, 문서자료,

그리고 비평적 이해를 원하시면

www.josh.org/straighttalk를 방문해 주십시오.

조시 맥도웰 미니스트리 소개

젊은 시절, 조시 맥도웰은 기독교에 대해 회의적인 사람이었다. 미시간 주에 있는 켈로그대학(Kellogg College) 재학 중에 예수 그리스도에 관한 주장을 지성적으로 검증하는 크리스천 젊은이들의 그룹에 의해 도전을 받았다. 조시는 그 도전을 받아들였고, 예수 그리스도가 진실로 하나님의 아들이시며 그를 위해 죽을 수 있을 정도로 자신을 사랑하신다는 사실을 직면하게 되었다. 조시는 그리스도께 자신의 삶을 헌신했고, 그로부터 50년 동안 자신의 간증과 하나님께서 실재하시며 우리의 일상생활에 관련되어 계시다는 증거를 전 세계와 나누어 왔다.

조시는 휘튼대학교(Wheaton College)에서 학사학위를 받았고, 캘리포니아 주에 있는 탈보트신학대학(Talbot Theological Seminary)에서 석

사학위를 받았다. CCC의 스태프로서 거의 50년을 사역해 오고 있다.

도티 맥도웰은 조시와 결혼하여 40년 이상을 지내왔다. 그녀는 남편과 함께 몇 권의 어린이 책을 집필했으며, 그녀와 조시는 사역을 위해 전 세계를 여행하면서 성인이 된 네 명의 자녀와 열한 명의 손자손녀들과 행복한 삶을 누리고 있다. 도티와 조시는 남부 캘리포니아에 살고 있다.

주

01. 클릭 한번이면

1. In reference to first five items in column: Nayeli E. Rodriguez and Number 17, NYC, "Exactly How Much Are The Times A-Changin'?," *Newsweek*, July 26, 2010, p.56; article sources: Blogpulse, Google Official History, Reality Blurred, The NPD Group, NBC, Bowker, USPS, The Radicati Group, FORBES, Nielsen, Newspaper Assoc. of America, Digital Music News, Apple, iTunes.

2. Matt McGee, "By The Numbers: Twitter Vs. Facebook Vs. Google Buzz," SearchEngine Land, February 23, 2010, http://searchengineland.com/by-the-numbers-twitter-vs-facebook-vs-google-buzz-36709.

3. "Internet 2010 in numbers," Royal Pingdom, January 12, 2011, http://royal.pingdom.com/2011/01/12/internet-2010-in-numbers/.

4. "Internet 2010."

5. Horace Dediu, "iTune app total downloads (finally) overtook song downloads," ASYMCO, July 13, 2011, www.asymco.com/2011/07/13/itunes-app-total-downloads-finally-overtook-song-downloads/.

6. Madeeha Azam, "Internet 2010 in Numbers [Summary]," Pro Pakistani, January 27, 2011, http://propakistani.pk/2011/01/27/Internet-2010-in-numbers-summary/.

7. "That Facebook friend might be 10 years old, and other troubling news," *Consumer Reports* magazine, June 2011, www.consumerreports.org/cro/magazine-archive/2011/june/electronics-computers/state-of-the-next/facebook-concerns/index.htm.

8. The Foster Letter, May 25, 2011, p. 4.

9. As reported at Wikipedia.org/wiki/Wikipedia.

10. As reported at Wikipedia.org/wiki/Wikipedia.

11. Mickey Alam Khan, "Internet Overtakes TV As Preferred Medium For Under-24 Crowd," *Direct Marketing News*, July 25, 2003, www.dmnews.com/internet-overtakes-tv-as-preferred-medium-for-under-24-crowd/article/81588.

12. Michael D. Resnick, PhD, et al., "Protecting Adolescents from Harm: Findings from the National Longitudinal Study on Adolescent Health," *Journal of the American Medical Association*, September 10, 1997 (vol. 278, no. 10), p. 829.

13. Family Safe Media as reported at familysafemedia.com/pornography_statistics.html#anchor5, 2011.

14. Family Safe Media.

15. Family Safe Media.

16. Michael Leahy, *Porn University: What College Students Are Really Saying About Sex on Campus* (Chicago: Northfield Publishing, 2009), pp. 154-155.

17. Chiara Sabina, Janis Wolak, and David Finkelhor, "The Nature and Dynamics of Internet Pornography Exposure for Youth," *CyberPsychology & Behavior,* 2008 (vol. 11, no. 6), pp. 1-2.

18. Ed Vitagliano, quoted in "Caught! Online Porn, Predators Threaten Chil¬dren, Teens," *American Family Association Journal*, January 2007, www.afajournal.org/2007/january/0107/caught.asp.

19. Focus on the Family Poll, October 2003, quoted in Rebecca Grace, "When Dad

Falls: A Family's Ordeal with Pornography," Agape Press. Web. 25 Nov. 2009, www.crosswalk.com/1284103/.

20. Archdiocese of Omaha's Anti-Pornography Task Force, as reported at www.archomaha.org/pastoral/se/pdf/PornStats.pdf, 2011.

21. Family Safe Media.

22. Patricia M. Greenfield, "Inadvertent Exposure to Pornography on the Internet: Implications of Peer-to-Peer File-Sharing Networks for Child Development and Families," *Journal of Applied Developmental Psychology*, Nov./Dec. 2004 (vol. 25, no. 6), pp. 741-750, Web. 4 Dec. 2009, www.center-school.org/pko/documents/Inadvertentexposure.pdf.

04. 섹스: 관계라는 맥락 속에서 가르쳐진다

1. Archdiocese of Omaha's Anti-Pornography Task Force, www.archomaha.org/pastoral/se/pdf/PornStats.pdf, 2011.

2. The Commission on Children at Risk, *Hardwired to Connect: The Scientific Case for Authoritative Communications*, (New York: Broadway Publi⁻cations, 2003).

3. *Hardwired to Connect.*

4. Caroline Bedell Thomas, MD, Karen Rose Duszynski, BA, and John Whitcomb Shaffer, MSc, PhD, "Family Attitudes Reported in Youth as Potential Predictors of Cancer," *Psychosomatic Medicine*, vol. 41, no. 4 (June 1979), pp. 287-302.

5. Carl Zimmer, "Friends with Benefits," *Time* magazine, February 20, 2012, p. 39.

6. Caitlin Flanagan, "Why Marriage Matters," *Time* magazine, July 13, 2009, p. 47.

7. "Back to School 1999—National Survey of American Attitudes on Sub⁻stance Abuse V: Teens and Their Parents," The Luntz Research Companies and QEV Analytics, August 1999 as quoted in Lori Lessner, "Dads key against drugs, study finds," *Dallas Morning News*, August 31, 1999, p. 9A.

8. People Weekly, "Higher Learning: At Oxford University, Michael Jackson bares his soul and a plan to help kids," *People* magazine, March 19, 2001, p. 65.

05. 일곱 개의 A: 관계의 블록 쌓기

1. "Ten Tips for Parents: To Help Their Children Avoid Teen Pregnancy," The National Campaign to Prevent Teen and Unplanned Pregnancy, Date accessed: Feb 6, 2012, http://www.thenationalcampaign.org/resources/toTips.aspx.

06. 자녀의 행동에 가장 크게 영향을 미치는 것은 누구 혹은 무엇입니까?

1. "Teens Look to Parents More Than Friends for Sexual Role Models," *ScienceDaily*, June 15, 2011, www.sciencedaily.com/ releases/2011/06/110615120355.htm.

2. Jeffrey Rosenberg and W. Bradford Wilcox, "The Importance of Fathers in the Healthy Development of Children," U.S. Department of Health and Human Services, 2006, www.childwelfare.gov/pubs/usermanuals/father-hood/fatherhood.pdf.

3. "Teens Look to Parents."

4. David White, "Take Courage! Parents and the dreaded conversation," Center for Parent/Youth Understanding, 2008, www.cpyu.org/Page.aspx?id=338336.

5. "Trends in Teen Sexual Behavior," Current Thoughts and Trends online, May 2004.

6. B.M. King and J. Lorusso, "Discussions in the Home about Sex: Different Recollections by Parents and Children," *Journal of Sex & Marital Therapy*, vol. 23, pp. 52-60; as quoted in "Families Are Talking—Adolescents Would Prefer Parents as Primary Sexuality Educators," SIECUS Report Supple-ment, http://one.center-school.org/search-document-detail.php?ID=642.

7. "Talking to Your Teen About Sexuality," Hillsborough County University of Florida Extension, http://hillsboroughfcs.ifas.ufl.edu/FamilyPubsA-Z/sexuality.pdf.

8. Linda Klepacki, "Dear Parents: Let's Talk About Doing," PureIntimacy.org, www.

pureintimacy.org/piArticles/A000000584.cfm, citing a 2004 Focus on the Family article.

9. Mark and Grace Driscoll, "How To Talk To Your Kids About Sex," Resurgence, accessed February 15, 2012, http://theresurgence.com/2011/02/28/how-to-talk-to-your-kids-about-sex.

07. 자녀들은 누구로부터 섹스에 관해 배우기를 원할까요?

1. "How to Talk to Your Kids About Anything," Talking With Kids About Tough Issues—a national campaign by Children Now and the Kaiser Fam¬ily Foundation, http://www.talkwithkids.org/first.html.

2. B. Albert, "With One Voice 2004: America's Adults and Teens Sound Off About Teen Pregnancy," (Washington, DC: National Campaign to Prevent Teen Pregnancy, 2004); as quoted in Barbara Dafoe Whitehead and Marline Pearson, "Making a Love Connection," The National Campaign to Prevent Teen and Unplanned Pregnancy," thenationalcampaign.org.

3. Hutchinson and Cooney, 1998; Kreinin et al., 2001; Somers and Surmann, 2004; as quoted in Robert Crooks and Karla Baur, "Initiating Conversations When Children Do Not Ask Questions," The Talk Institute, www .thetalkinstitute.com/articles/initiating.html.

4. Kay S. Hymowitz, "It's Morning After in America," *City Journal*, spring 2004, www.manhattan-institute.org/cfml/printable.cfm?id=1337.

5. "Birds and Bees: Tips for Having 'The Talk' With Kids," ABC News (*Good Morning America, September* 22, 2011), http://abcnews.go.com/blogs/health/2011/09/22/birds-and-bees-tips-for-having-the-talk-with-kids-2/.

08. 왜 당신이 자녀들에게 섹스에 관해 말해야 하나요?

1. Kristin Zolten, MA, and Nicholas Long, PhD, "Talking to Children About Sex," Center for Effective Parenting, 1997, www.parenting-ed.org/hand outs/sex.pdf.

2. Robert Crooks and Karla Baur, "Initiating Conversations When Children Do Not Ask Questions," The Talk Institute, www.thetalkinstitute.com/articles/initiating.html.

3. Maggi Ruth P. Boyer, "What to Do When They Just Won't Talk!" Advocates for Youth, www.advocatesforyouth.org/parents/164?task=view.

09. 그것에 대해 말하면 더 조장하는 것 아닐까요?

1. "Myths About Sexuality Education," Sexuality Education Resource Center Manitoba, Inc., rev. 2010, www.serc.mb.ca/content/dload/MythsAbout SexualityEducation%20/file.

2. Cheryl B. Aspy et al., *Journal of Adolescence* 30 (2007): pp. 449-466; as quoted in "Parental Involvement and Children's Well-Being," FamilyFacts.org, www.familyfacts.org/briefs/40/parental-involvement-and-childrens-well-being.

3. Karin Suesser, PhD, and Matthew Doll, PhD, "Beyond the Birds and the Bees: How To Talk With Children About Sexuality," www.drsuesser.com/articles/talking_about_sex.pdf.

4. "Silence Breeds Babies," Campaign For Our Children, Inc., 2008, www.cfoc.org/index.php/parent-resource-center/talking-with-your-kids-about-sex/.

10. 섹스에 관한 대화에 "적령기"는 언제일까요?

1. Jen Boyer, "Talking to Kids About Sex," Balanced Living, www.balanced mag.com/2011/06/talking-to-kids-about-sex.

2. Alice Park, "Parents' Sex Talk with Kids: Too Little, Too Late," *Time*/CNN, Dec. 2007, 2009; www.time.com/time/health/article/0,8599,1945759,00 .html; emphasis

(italics) added by authors.

3. Boyer.

4. Sue Simonson, "The Forgotten Years: Ones that may well be the key to Teen Pregnancy Prevention," Without Regret, accessed February 14, 2012, www.without-regret.org/tier2/articles.html.

5. "Broaching the Birds and the Bees," WebMD, November 26, 2001, www.webmd.com/sex-relationships/features/broaching-birds-bees.

6. Adapted from "How to Talk to Your Kids about Sex," Keeping Kids Healthy, accessed 2012, www.montekids.org/kkh/topics/how-to-talk-to-your-kids-about-sex/.

7. Dr. Corey Allan, "How To Talk To Your Children About Sex," Simple Mom, June 14, 2010, http://simplemom.net/how-to-talk-to-your-children-about-sex/.

11. "심각한 이야기"로 시작해야 할까요?

1. M. Raffaelli, K. Bogenschneider, and M.F. Flood, "Parent-teen Communi‐cation about Sexual Topics," *Journal of Family Issues*, vol. 19, pp. 315-333.

2. Deb Koster, "Talking to Kids About Sex," Family Fire, April 13, 2007, family fire.com/parenting/articles/Talking-to-Kids-About-Sex.

3. "Talking with Kids: A Parent's Guide to Sex Education," National PTA, Chicago, IL, 2002, p. 9, accessed at http://eric.ed.gov/PDFS/ED470698.pdf.

4. "How to talk to your child about sex," Psychologies, website accessed Feb. 2, 2012, www.psychologies.co.uk/family/how-to-talk-to-your-child-about-sex/.

12. 아이들에게 섹스에 관한 이야기를 하지 않으면 어떤 일이 벌어질까요?

1. Jack Wellman, "How to Talk to Your Children about Sex? A Christian Perspective," What Christians Want to Know, July 14, 2011, www.whatchristianswanttoknow.com/how-to-talk-to-your-children-about-sex-a-chris tian-perspective/.

2. Jill Manning, "Why the Government Should Care about Pornography," testimony before U.S. Senate Committee on the Judiciary, Nov. 10, 2005. Web 9, Nov. 2005, www.heritage.org/Research/Testimony/Pornographys-Impact-on-Marriage-amp-The-Family .

13. 아이가 섹스에 대해 지나치게 호기심을 보이면 어떻게 하나요?

1. National Physicians Center for Family Resources, "Sex Talk Starters," Pureintimacy. org, www.pureintimacy.org/piArticles/A000000596.cfm.

2. Clea McNeely, MA, DrPH, and Jayne Blanchard, "The Teen Years Explained: A Guide to Healthy Adolescent Development," Center for Adolescent Health at Johns Hopkins Bloomberg School of Public Health, 2009.

3. McNeely and Blanchard.

4. Margaret Renkl, "The Birds and the Bees and Curious Kids," Parenting.com, accessed Feb. 14, 2012, www.parenting.com/article/kids-and-sexuality.

15. 어느 정도까지 알아야 하나요?

1. Clea McNeely, MA, DrPH, and Jayne Blanchard, "The Teen Years Explained: A Guide to Healthy Adolescent Development," Center for Adolescent Health at Johns Hopkins Bloomberg School of Public Health, 2009.

2. Keith Ferrell, "Adolescent Sexuality: Talk the Talk Before They Walk the Walk," Healthy Children Magazine, winter 2008, www.healthychildren.org/English/ages-stages/teen/dating-sex/pages/Adolescent-Sexuality-Talk-the-Talk-Before-They-Walk-the-Walk.aspx?nfstatus=401&nftoken=00000000-0000-0000-0000-000000000000&nfstatusdescription=ERROR%3a+No+local+token.

3. Kristin Zolten, MA, and Nicholas Long, PhD, "Talking to Children About Sex," Center for Effective Parenting, 1997, www.parenting-ed.org/hand outs/sex.pdf.

16. 특정 문제에 대해서는 제한을 두어야 하는 것 아닐까요?

1. Jerald Newberry, "When Kids Ask Tough Questions About Sex," Advocates for Youth, 2008, www.advocatesforyouth.org/parents/176?task=view.

2. Kristin Zolten, MA, and Nicholas Long, PhD, "Talking to Children About Sex," Center for Effective Parenting, 1997, www.parenting-ed.org/hand outs/sex.pdf.

3. Jack Wellman, "How to Talk To Your Children about Sex? A Christian Perspective," What Christians Want to Know, July 14, 2011, www .whatchristianswanttoknow. com/how-to-talk-to-your-children-about-sex-a-christian-perspective/.

17. 얼마나 자주 아이들에게 섹스에 관한 이야기를 해야 할까요?

1. "How to Talk to Your Kids About Anything," Talking With Kids About Tough Issues—a national campaign by Children Now and the Kaiser Family Foundation, www.talkwithkids.org/first.html.

2. Margaret Renkl, "The Birds and the Bees and Curious Kids," Parenting.com, accessed Feb. 14, 2012, www.parenting.com/article/kids-and-sexuality.

3. Steven C. Martino, PhD, Marc N. Elliott, PhD, et al., "Beyond the 'Big Talk': The Roles of Breadth and Repetition in Parent-Adolescent Communica¬tion About Sexual Topics," *Pediatrics*, 2008, http://pediatrics.aappublications.org/content/121/3/ e612.full.html.

18. 섹스에 대해 이야기를 계속하면 아이들이 나를 섹스 강박증으로 보지 않을까요?

1. "Families are Talking—Teens Talk About TV, Sex, and Real Life," SIECUS Report Supplement, http://one.center-school.org/search-document-detail.php?ID=827.

2. Linda Klepacki, "What Your Teens Need to Know About Sex," Focus on the Family, 2005, www.focusonthefamily.com/lifechallenges/love_and_sex/purity/what_your_ teens_need_to_know_about_sex.aspx.

3. Adapted from "Teachable Moments," the "Wait for Sex" parent workshop curriculum, ReCAPP—ETR Associates' Resource Center for Adolescent Pregnancy Prevention, 2004, www.etr.org/recapp/documents/freebies/teachablemoments.pdf.

4. Task Force on the Sexualization of Girls, "Report of the APA Task Force on the Sexualization of Girls," American Psychological Association, 2010; www.apa.org/pi/women/programs/girls/report-full.pdf.

5. Adapted from "Families are Talking—Teens Talk About TV, Sex, and Real Life," SIECUS Report Supplement, http://one.center-school.org/search-document-detail.php?ID=827.

6. Wendy L. Sellers, "Talking to Your Child about Relationships and Sexuality," EduGuide, accessed February 15, 2012, www.eduguide.org/library/viewarticle/339.

7. "Talking to Your Teen About Sexuality," Hillsborough County University of Florida Extension, http://hillsboroughfcs.ifas.ufl.edu/FamilyPubsA-Z/sexuality.pdf.

8. "Talking to Your Teen."

9. "Talking to Your Teen."

10. "Talking to Your Teen."

11. "Talking to Your Teen."

12. "Talking to Your Teen."

13. Esther J. Cepeda, "Talking to Kids About Sex: Conversations Worth Having," *Seattle Times*, October 9, 2011, http://seattletimes.nwsource.com/html/opinion/2016439742_cepada10.html.

14. Deb Roffman, "Talking to Your Kids About Sex: Deborah Roffman Offers Parents Advice," Make it Better, www.makeitbetter.net/family/parenting/939-talking-to-your-kids-about-sex-deborah-roffman-offers-parents-advice.

19. 어느 정도까지 자녀의 세계를 관찰해야 할까요?

1. Thanks to Joshua DeVries for providing this section.

20. 관찰이 사생활 침해가 될 때는 어떤 경우인가요?

1. Mary VanClay, "How to talk to your child about sex," BabyCenter LLC., accessed Feb. 15, 2012 http://cdrcp.com/pdf/How%20to%20talk%20to%20your%20 child%20about%20sex.pdf.

21. 자녀들의 "첫사랑"에 대해 어떻게 반응해야 할까요?

1. "Talking to Your Teen About Sexuality," Hillsborough County University of Florida Extension, http://hillsboroughfcs.ifas.ufl.edu/FamilyPubsA-Z/sexuality.pdf.

2. Clea McNeely, MA, DrPH, and Jayne Blanchard, "The Teen Years Explained: A Guide to Healthy Adolescent Development," Center for Adolescent Health at Johns Hopkins Bloomberg School of Public Health, 2009.

3. "Talking Back," The National Campaign to Prevent Teen and Unplanned Pregnancy, 2012, www.thenationalcampaign.org/parents/talking_back.aspx.

22. 자녀를 위해 어떤 성적 규칙이나 경계선을 설정해야 할까요?

1. "Talking Back," The National Campaign to Prevent Teen and Unplanned Pregnancy, 2012, www.thenationalcampaign.org/parents/talking_back.aspx.

2. "Ten Tips for Parents: To Help Their Children Avoid Teen Pregnancy," The National Campaign to Prevent Teen and Unplanned Pregnancy, accessed Feb. 6, 2012, www. thenationalcampaign.org/resources/toTips.aspx.

3. Glenn T. Stanton, "The Most Effective Deterrent," PureIntimacy.org, accessed Feb. 16, 2012, http://www.pureintimacy.org/piArticles/A000000608.cfm.

4. Eileen M. Hart, "Teens, Sex and Media," 2002, accessed Feb. 13, 2012, http://www.

frankwbaker.com/MediaLitEd.pdf.

5. "Pornography Statistics," Covenant Eyes, www.covenanteyes.com/2010/01/06/updated-pornography-statistics/.

6. "Youth Risk Behavior Surveillance—United States, 1995, Surveillance Summaries," *Morbidity and Mortality Weekly*, September 27, 1996.

7. "The Truth About Adolescent Sexuality," Education.com, quoting the Sexuality Information and Education Council of the United States, 2005, www .education.com/reference/article/Ref_Truth_About/.

8. "How Can I Lovingly Snoop On My Teen?" Harvest USA, 2007, www.harvestusa.org/index.php?option=com_content&view=article&id=172%3Ahow-can-i-lovingly-snoop-on-my-teen&catid=15%3Acontact us&Itemid=1.

9. "How Can I Lovingly Snoop On My Teen?"

10. "How Can I Lovingly Snoop On My Teen?"

11. "Teaching Children About Healthy Sexuality," Health and Fitness, May 2, 2011, http://www.kylegabouer.com/teaching-children-about-healthy-sex uality.html.

23. 아이들이 기다리기를 기대하는 것은 얼마나 현실적인가요?

1. Adapted from Lakita Garth, *The Naked Truth: About Sex, Love and Relationships* (Ventura, CA: Gospel Light, 2007), p. 135.

24. 아이들이 적절하게 이성을 상대하게 하려면 어떻게 해야 할까요?

1. Dr. Corey Allan, "How to Talk to Your Children About Sex," Simple Mom, June 14, 2010, http://simplemom.net/how-to-talk-to-your-children-about-sex.

25. "음란문자"는 어떤가요, 그것에 대해 어떻게 해야 하나요?

1. Al Menconi, "Responsible Text Messaging Tips," August 18, 2011, http://almenconi.

blogspot.com/2011/08/responsible-text-messaging-tips.html.

2. Menconi.

3. Menconi.

4. As quoted in Sharon Jayson, "Parents, talk about sex, even if teens tune you out," *USA Today*, Oct. 13, 2011, www.usatoday.com/news/health/wellness/teen-ya/story/2011-10-12/Experts-Talk-sex-with-your-teen-even-if-they-tune-you-out/50745740/1.

26. 자녀들이 성적 압력을 거부하도록 어떻게 도울 수 있을까요?

1. "Helping Teens Resist Sexual Pressure," HealthyChildren.org, quoting American Academy of Pediatrics, "Caring for Your Teenager," accessed February 14, 2012, www.healthychildren.org/English/ages-stages/teen/dating-sex/pages/Helping-Teens-Resist-Sexual-Pressure.aspx.

2. "Parenting—Talking to Your Teen about Sex and Oral Sex," Dr. Phil.com, accessed Feb. 15, 2012, www.drphil.com/articles/article/51.

28. 오럴 섹스에 대해 어떻게 아이들의 오해를 바로잡을 수 있을까요?

1. Jim Liebelt, "Culture Snapshot of Adolescent Sex and Sexuality," January 29, 2007, HomeWord Center for Youth and Family, www.homeword.com/culture-snapshot-adolescent-sexuality-ta-a-1161.html.

2. Liebelt.

3. 2003 series of national surveys conducted for the Kaiser Family Founda-tion (KFF) and *Seventeen* magazine.

4. B.L. Halpern-Felsher et al., "Oral versus vaginal sex among adolescents: Perceptions, attitudes, and behavior," *Pediatrics*, 2005 (vol. 115, no. 4), pp. 845-851. Debby Golonka, "Talking with children about sex," Revolution Health, April 22, 2008,

www.revolutionhealth.com/healthy-living/parenting/talking-with-children-about-sex.

5. Chris Wagner, "Oral Sex is Sex, and Most Teens Don't Know it," Center for Parent/
Youth Understanding, www.cpyu.org/pageview_p.asp?pageID=18565.

6. Wagner.

7. Wagner.

8. Wagner.

9. Wagner.

10. Wagner.

11. "Parenting—Talking to Your Teen about Sex and Oral Sex," Dr. Phil.com, accessed
Feb. 15, 2012, www.drphil.com/articles/article/51.

12. Roxanne Khamsi, "Oral sex can cause throat cancer," *NewScientist*, May 9, 2007,
www.newscientist.com/article/dn11819-oral-sex-can-cause-throat-cancer.html.

13. Julie Sharp, "Oral Sex Linked to Throat Cancer: A virus contracted through oral sex
is the cause of some throat cancers, say US scientists," BBC News, May 10, 2007,
http://news.bbc.co.uk/2/hi/health/6639461.stm.

14. Sharp.

29. 건강한 자아상이 어떻게 우리 아이들을 혼전 섹스로부터 지켜 줄까요?

1. Rob Jackson, "Teaching Children Healthy Sexuality," Focus on the Family, 2004,
www.focusonthefamily.com/parenting/sexuality/teaching_children_healthy_
sexuality.aspx.

2. The National Campaign to Prevent Teen Pregnancy, *Rethinking Responsibility:
Reflections on Sex and Sexuality* (Washington, DC: The National Campaign to
Prevent Teen Pregnancy, 2009).

3. Laura Flynn McCarthy, "Pregnancy Test," *Family Circle*, February 2011, www.
familycircle.com.

4. "Talking With Kids About HIV and AIDS," Talk With Your Kids, www.talk withyourkids.org/aids.html.

30. 자녀들에게 섹스에 대해 이야기할 수 있는 지혜로운 부모가 되는 여섯 가지 방법

1. "The Truth About Adolescent Sexuality," SIECUS—the Sexuality Information and Education Council of the United States, www.siecus.org/pubs/fact/fact0020.html.

2. Glenn T. Stanton, "The Most Effective Deterrent," PureIntimacy.org, accessed Feb. 16, 2012, www.pureintimacy.org/piArticles/A000000608.cfm.

3. The National Campaign to Prevent Teen and Unplanned Pregnancy, "Bridging the Divide: Involving the Faith Community in Teen Pregnancy Prevention," October 10, 2007, www.thenationalcampaign.org/resources/pdf/Bridging_FINAL.pdf.

4. Laura Flynn McCarthy, "Pregnancy Test," *Family Circle*, February 2011, www. familycircle.com.

5. The National Campaign to Prevent Teen Pregnancy, *Rethinking Responsibility: Reflections on Sex and Sexuality* (Washington, DC: The National Campaign to Prevent Teen Pregnancy, 2009).

6. R. Lerner, "Can Abstinence Work?: An Analysis of the Best Friends Program," *Adolescent & Family Health*, 2005 (vol. 3, no. 4), pp. 185-192; as quoted in The National Campaign to Prevent Teen Pregnancy, *Rethinking Responsibility: Reflections on Sex and Sexuality* (Washington, DC: The National Campaign to Prevent Teen Pregnancy, 2009).